중국어권 의료관광 통번역 연습

본 과제(결과물)는 교육과학기술부의 재원으로 한국연구재단의 지원을 받아 수행된 광역경제권 선도산업 인재양성사업의 연구결과입니다.

중국어권 의료관광 통번역 연습

| 김남이 지음 |

小花

머리말

세계화의 거센 물결 속에서 최근 국경을 초월하여 의학적 치료를 받고 동시에 관광도 즐기는 이른바 의료관광사업이 새로운 경제성장 동력으로서 큰 관심을 불러일으키고 있습니다. 해외의 의료관광시장 가운데 특히 중국은 한국과 지리적으로 가깝고 의료관광에 대한 잠재적 수요가 많아 유망한 시장으로 주목을 받고 있습니다. 앞으로 중국인 의료관광객을 더 많이 유치하고, 이들에게 질 높은 서비스를 제공하며 관광의 만족도를 높이기 위해서는 외국인 관광객과 한국의 의료진 및 의료관광 관계자와의 의사소통을 중개해 줄 의료관광 통번역사의 역할이 매우 중요합니다.

이 책은 바로 의료관광사업에서 중추적인 역할을 담당할 의료관광 통번역사의 통번역 교육을 위해서 개발되었습니다. 지금까지 전문 통번역 교육은 외국어 능력이 상당한 수준에 도달한 대학원 학생을 위주로 이루어졌습니다. 그러나 세계화와 다문화의 추세 속에서 통번역 업무의 수요가 늘어나고 그 성격 또한 다양해져서 학부 졸업 후에 바로 크고 작은 통번역 업무를 담당하는 일이 많습니다. 따라서 이 책은 졸업 후 바로 의료관광 현장에 투입될 학부 중국어 전공자들을 대상으로 기본 통번역 훈련을 함으로써 외국어 및 통번역 능력을 배양하기 위한 목적으로 집필되었습니다.

본서는 모두 4장으로 구성되어 있습니다. Ⅰ장은 의료관광 통번역의 이론편으로, 통역과 번역의 기본 개념을 이해하고 각각의 다양한 유형을 알아봅니다. Ⅱ장은 의료관광 통번역의 실전편으로, 에스코트, 관광, 성형, 건강검진, 행사·홍보를 주제로 실전 통번역 연습을 합니다. 각 통번역 상황에서 다루어질 수 있는 대화, 뉴스, 이야기, 안내문, 연설문 등 다양한 텍스트를 통해 통번역 모의 훈련을 하며 실전 감각을 익히고 중국어 능력을 다지며 배경지식을 확충합니다. Ⅲ장에는 Ⅱ장에서 다룬 텍스트 및 예문에 대한 참고 번역문이 제시되어 있습니다. Ⅳ장에서는 진료과별 의료용어 퀴즈를 통해 주요 의료용어를 익히고 나아가 통번역에서 필수적인 설명 능력을 향상합니다.

이 책은 다양한 의료관광 텍스트를 제시하여 학습자가 언어·통번역 능력, 통번역 업무에 필요한 예절, 배경지식 등을 익히고 통번역 프로세스를 이해하여 실전 응용 능력을 키울 수 있도록 구성했습니다. 통번역을 잘하기 위해서는 다양한 텍스트를 소리 내어 많이 읽고, 의미를 철저히 이해하여 자신의 방식으로 설명하는 연습을 꾸준히 해야 합니다. 교재 매과의 본문을 큰 소리로 여러 번 읽고, 중국어를 한국어로 그리고 반대로 한국어를 중국어로 번갈아가며 연습을 하기 바랍니다. 교재에 제시된 참고 번역문은 학습을 위한 참고용일 뿐 절대로 정답이 아닙니다. 통번역에는 '정답'이 없습니다. 통번역은 통번역사가 보편적 이해를 바탕으로 자신의 언어로 상황과 맥락에 적절한 최선의 결과물을 제시하는 행위입니다. 눈으로만 읽어서는 절대로 통번역을 잘할 수 없습니다. 본서를 이용해 꾸준히 통번역 연습을 하고, 자신에게 맞는 통번역 스타일을 구축해 가길 바랍니다.

이 책이 완성되기까지 항상 따뜻하게 격려해 주시고 자료수집에 큰 도움을 주신 한림대학교 중국학과 고민희 교수님, 김민호 교수님, 부족한 제자를 늘 물심양면으로 지원해 주시는 이화여자대학교 통역번역대학원 손지봉 교수님, 김혜림 교수님, 신지선 교수님 그리고 부족한 글을 읽어 주시고 지적해 주신 왕원도 선생님께 깊이 감사드립니다. 또한 소중한 인연으로 만나게 된 강원도 의료관광지원센터, 한림대학교 의료관광인재양성센터 가족 여러분과 출판을 맡아 주신 소화출판사에 감사드립니다.

주위의 수많은 도움에도 불구하고 미흡한 점이 많지만, 앞으로 수정과 보완을 통해 이 책이 의료 통번역의 학습자와 연구자에게 조금이나마 도움이 되었으면 하는 바람입니다.

2011년 11월

김남이

차례

일러두기

이 책에 사용된 기호

기호	의미
□	본문에 등장하거나 주제와 관련한 주요 단어
➢	주요 단어와 함께 익혀둘 필요가 있는 관련 단어 또는 하위 단어
/	상황, 맥락에 따라 대체 가능한 표현
=	완전히 같은 의미로 서로 바꾸어 사용할 수 있음

I. 의료관광 통번역 : 이론편

I. 의료관광 통번역 : 이론편

학습목표

실전 통번역 연습에 앞서 통역과 번역의 기본 개념을 이해하고 각각의 다양한 유형을 알아봅니다. 나아가 통역과 번역의 특성을 비교하고, 통역과 번역에 대해 스스로 정의를 내려봅시다.

1. 의료관광

'의료관광(medical tourism, 医疗旅游 [yīliáolǚyóu])'이란 건강을 위한 치료, 검진, 휴양, 여가 그리고 문화체험 등이 연계된 다목적 관광을 의미합니다.

최근 한국의 새로운 성장 동력으로 의료관광사업이 주목을 받고 있습니다. 자국의 높은 진료비, 낙후된 의료 인프라, 취약한 의료 기술력 등의 이유로 한국에 와서 양질의 의료서비스를 받는 동시에 관광 활동을 병행하는 해외의 의료 관광객이 점점 늘어나고 있습니다.

이처럼 의료관광은 다른 언어 · 문화권에 속한 고객에게 의료 및 관광 서비스를 제공하는 것으로, 고객과 원활히 소통하고 만족도를 높이기 위해서는 고객이 사용하는 언어로 서비스를 제공해야 합니다. 따라서 의료관광 서비스 품질 향상과 마케팅 전략 차원에서 질 높은 통번역 서비스의 제공은 매우 중요합니다.

중국에 한국의 우수한 의료 서비스와 관광자원을 널리 알리고, 한국을 방문한 중국인 환자가 한국의 의료진과 원활히 의사소통하며 분쟁 발생 시 이를 원만히 해결하기 위해서는 언어와 문화의 중개자인 통번역사의 역할이 중요합니다. 실전 통번역 연습에 앞서 우선 통역과 번역의 기본 개념에 대해 알아봅시다.

2. 통역과 번역

통역과 번역은 모두 서로 다른 언어를 구사하는 사람들 사이에서 커뮤니케이션, 즉 의사소통을 가능하게 하는 행위입니다. **통역**(interpreting)이 서로 **말**이 통하지 않는 사람들 사이에서 **의사소통**을 가능하도록 하는 행위라면, **번역**(translation)은 서로 **글**이 통하지 않는 사람들 사이에서 **의사소통**을 가능하도록 하는 행위입니다.

우리는 '통번역'이라는 말로 통역과 번역을 통칭합니다. 통번역을 중국어로는 **'翻译 [fānyì]'**라고 하는데, '통역하다, 번역하다'라는 동사적 의미 외에 통번역 행위의 주체인 '통역사, 번역사'라는 뜻도 내포하고 있습니다. 또한 중국에서는 말로 이루어지는 통역과 글로 이루어지는 번역을 구분하여 각각 **'口译 [kǒuyì]'**와 **'笔译 [bǐyì]'**라고 합니다.

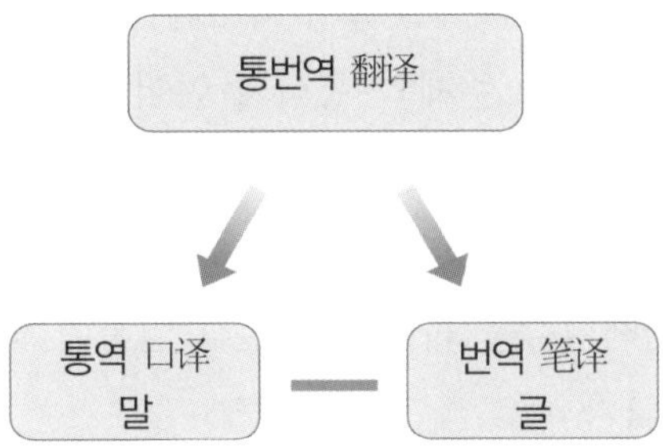

[그림 1-1] 통역과 번역

통역과 번역은 서로 매우 비슷하면서도 다른 행위입니다. 양자 모두 서로 통하지 않는 사람 사이에서 의사소통을 가능하게 하는 것을 목표로 하지만 '말'로 이루어지는 통역과, '글'로 이루어지는 번역은 분명한 차이점이 있습니다.

첫째, 통역은 시간의 제약이 있지만 번역은 시간적으로 비교적 여유롭습니다. 통역은 제한된 시간 안에 즉각적으로 이루어지므로 충분히 생각할 여유가 없으며 통역하는 시점에서 통역사의 머릿속에 있는 모든 지식과 기억을 총동원해야 합니다. 또한 일단 밖으로 나온 말은 수정하거나 보충하기 어렵습니다. 반면 번역사는 통역사보다 시간적 여유가 많습니다. 번역하다가 모르는 말이 있으면 사전, 책, 인터넷 등을 찾아볼 수 있고, 지인에게 도움을 요청할 수도 있습니다. 또 번역문을 여러 번 읽어 보고 수정할 기회가 있습니다.

이러한 시간적 여유의 차이 때문에 통역이 번역에 비해 어렵다고 생각하는 사람들도 있지만 꼭 그렇지는 않습니다. 통역은 시간에 쫓긴다는 명분이 있으므로 번역만큼 완벽함을 요구받지는 않습니다. 또한 통역사는 통역을 제대로 못 해도 예정된 시간만 지나면 일이 저절로 끝나지만, 번역사는 통역사와 같은 시간을 일하고 고민해도 적절한 번역어가 떠오르지 않는 이상 일이 끝나지 않습니다.

둘째, 통역사는 연사, 청자와 주로 같은 공간에 있지만 번역사는 저자, 독자에게서 멀리 떨어져 있습니다. 연사, 청자를 직접 대면할 수 있는 통역사는 언어적 정보 외에 연사의 제스처와 표정, 현장의 분위기, 청자의 반응 등을 통해 다양한 정보를 얻고 이해할 수 있습니다. 한편 번역사는 대개 저자, 독자와 직접 만나기 어려우므로 통역사처럼 즉각적인 피드백, 상황정보 등을 얻기 어렵습니다. 그뿐만 아니라, 문학작품 번역은 저자가 이미 타계하여 저자에게 직접 자문하기 어려울 수 있으며 구체적인 독자층을 가늠하기 어려울 수도 있습니다.

통역과 번역의 이와 같은 차이점 때문에 자연히 통역사가 적성에 더 맞는 사람, 번역사가 적성에 더 맞는 사람이 있습니다. 즉각적인 반응이 필수적이며 사람을 직접 대면하는 통역사는 순발력, 대범함, 사교성 등의 자질이 필요합니다. 반면 비교적 완벽한 결과물을 제출해야 하는 번역사는 세심함, 인내력, 성실함 등을 갖추어야 합니다.

이처럼 통역과 번역은 각기 다른 자질을 요구하지만 많은 공통점을 가지고 있습니다. 우선, 통역사와 번역사는 모두 다양한 주제와 형식의 언어를 폭넓게 다루므로 미지의 영역을 탐구하고 개척하는 지적 호기심이 있어야 합니다. 또한 중개자인 통역사와 번역사는 주어진 책임을 다하지 않을 경우, 연사와 청자 그리고 저자와 독자, 양쪽에 큰 피해를 줄 수 있습니다. 따라서 주어진 일에 책임감을 가지고 성실히 일하며 도착 시각, 마감 기한 등 시간약속을 반드시 준수해야 합니다.

통역과 번역은 대칭적일 뿐 아니라 상호 보완적인 관계입니다. 통역사는 시간적 제약 때문에 현장에서 완벽함을 요구받지는 않지만 통역 품질 향상을 위해서는 평소에 번역사와 같은 환경에서 시간적 여유를 가지고 좋은 표현을 모색하는 것이 필수적입니다. 반대로 번역사는 시간적 제약에서 자유롭지만 생계유지를 위해서는 제한된 시간 내에 일을 효율적으로 완료하는 연습을 해야 합니다. 따라서 통역사에게 번역, 번역사에게 통역은 모두 자신의 능력을 향상하는 가장 좋은 훈련 방법입니다.

그럼 이제부터 통역과 번역의 다양한 종류에 대해 알아봅시다.

〈표 1-1〉 통역과 번역의 차이

	통역(口译)	번역(笔译)
정의	**말**이 통하지 않는 사람 사이에서 의사소통을 가능하게 해주는 행위	**글**이 통하지 않는 사람 사이에서 의사소통을 가능하게 해주는 행위
매체	말	글
시간	즉시성, 시간제약	시간적 여유 있음
공간	연사, 청자와 공간을 함께 공유	저자, 독자와 멀리 떨어져 있음
요구능력	순발력, 대범함, 사교성	세심함, 인내력, 성실함
공통자질	지적 호기심, 약속 준수	

1) 통역

통역은 다양한 기준에 따라 여러 가지로 분류할 수 있습니다. 여기서는 가장 대표적인 분류 기준인 통역 방식과 통역 상황을 중심으로 나누어 살펴보겠습니다.

(1) 통역 방식에 따른 분류

[1] 순차통역

순차통역은 연사의 연설을 들으며 내용을 기억하거나(메모리) 기록했다가(노트테이킹) 연설이 끝난 후 통역사가 연사를 대신해 메시지를 순차적으로 전달하는 통역 방식을 말합니다.

통역 중 연사의 말을 들으며 내용을 기록하는 것을 노트테이킹(note-taking)이라고 하는데, 노트테이킹은 속기처럼 연사의 말을 빠짐없이 적는 것이 아니라 연설의 내용을 통역사에게 상기시키는 용도로 작성됩니다. 따라서 고정된 형식이 있는 것이 아니라 통역사가 통역 연습을 하면서 자신의 특성에 맞게 개발해 나가야 합니다.

순차통역에서 통역사는 단순히 메시지를 전달하는 것 외에 청중과의 시선 교환, 제스처, 복장, 태도 등도 신경을 써야 합니다.

[2] 동시통역

동시통역이란 통역사가 연사의 연설을 듣고 '거의 동시'에 통역하는 방식을 뜻합니다. 이러한 동시적인 작업이 이루어지기 위해서는 특수한 장비가 필요한데, 일반적으로 통역 부스, 마이크, 헤드폰, 리시버 등의 장비가 필요합니다. 주로 연사의 옆에서 통역이 이루어지는 순차통역과 달리, 동시통역에서 통역사는 통역 부스에 들어가 헤드폰을 통해 연사의 목소리를 듣고 거의 동시에 마이크로 통역하며, 또한 청중들은 리시버를 통해서 통역사의 목소리를 듣습니다.

동시통역에서는 내용의 이해와 언어 전환 작업이 극히 짧은 시간에 이루어지므로 고도의 집중력과 순발력이 필요합니다.

[3] 문장구역

문장구역은 '시역(視譯, sight translation)'이라고도 하며, 텍스트를 눈으로 보면서 동시에 말로 통역하는 방식입니다. 연사의 발표문이 텍스트로 주어졌을 때 적용할 수 있으며, 혼자서 연습할 수 있으므로 통역 연습 방법으로 많이 활용되고 있습니다.

[4] 위스퍼링

위스퍼링(whispering)은 통역사가 청자의 옆에 앉아 작은 목소리로 속삭이듯 통역하는 방식입니다. 넓은 의미의 동시통역에 속하며, 주로 통역 언어권의 청중이 아주 적거나 통역 장비가 없을 때 사용되는 방식입니다.

(2) 통역 상황에 따른 분류

[1] 회의 통역

회의 통역은 두 개 이상의 언어를 사용하는 회의, 세미나, 회담 등 국제 행사에서 이루어지는 통역입니다. 우리나라에서는 주로 통번역 전문 대학원 졸업 후 전문성을 갖추게 되면 회의 통역사로 활동하게 됩니다.

[2] 지역사회 통역

지역사회 통역은 '커뮤니티 통역(community interpreting)'이라고도 하는데, 최근 주목을 받으며 회의 통역과 함께 통역의 양대 유형으로 자리 잡고 있습니다. 지역사회 통역은 병원, 법원, 경찰서, 관공서 등 공공기관에서 이루어지는 통역을 뜻합니다. 최근 세계화와 다문화 추세에 따라 우리나라에서도 지역사회 통역이 주요 관심 대상으로 떠오르고 있는데, 가장 대표적인 것이 바로 '의료관광 통역'입니다. 의료서비스와 관광을 함께 기획하고 서비스하는 의료관광에서 외국인 고객을 안정적으로 유치하기 위해서는 환자와 의료진 간의 언어적 장애물을 제거할 수 있는 통역사의 역할이 필수적입니다. 따라서 의료관광 마케팅 전략 차원에서 최근 의료관광 통역이 주목을 받고 있습니다.

지역사회 통역은 커뮤니케이션 참여자 간의 대화를 통역 대상으로 삼는다는 점에서 '대화 통역(dialogue interpreting)'이라고 불리기도 합니다. 통역사는 대화 참여자의 발화 순서에 따라 지속적으로 언어를 바꾸어 통역해야 하므로 민첩성이 필요합니다. 또한 통역사가 커뮤니케이션 당사자와 매우 가까운 거리에 있고, 대화에 참여하는 구도가 형성되므로 다른 통역 방식보다 통역사의 윤리와 인간적 측면에서의 역할이 더 부각됩니다.

[3] 방송 통역

방송 통역은 TV, 라디오 등 방송 프로그램에서 통역 서비스를 제공하는 것입니다. 방송 통역은 매체를 통해 통역을 접하는 청중의 범위가 다른 통역에 비해 크기 때문에 통역사의 실수에 대한 부담감이 큽니다. 또한 발성, 목소리, 억양 등이 아나운서에 준해야 하므로 다른 통역보다 퍼포먼스 측면이 중시됩니다.

2) 번역

번역도 통역과 마찬가지로 다양한 기준에 따라 여러 가지로 분류할 수 있습니다. 이 책에서는 실전 번역 현장에 대한 이해를 위해 번역 텍스트의 내용과 매체의 성격을 기준으로 번역을 출판 번역, 영상 번역, 문서 번역으로 나누어 살펴보겠습니다.

(1) 출판 번역

흔히 번역이라고 할 때 가장 쉽게 떠오르는 것이 바로 출판 번역, 즉 책 번역일 것입니다. 도서 출판을 위해 이루어지는 출판 번역은 번역사가 주로 출판사나 번역 에이전시의 의뢰를 받아 문학, 실용, 경제, 정치 등 다양한 분야의 도서를 장기간(1~3개월 또는 수개월)에 걸쳐 번역합니다. 문학 관련 서적은 외국어뿐만 아니라 모국어의 표현 능력이 매우 중요하고, 문학 작품에 대한 이해도 있어야 하므로 주로 글을 잘 쓰는 문학 전공 번역사에 의해서 이루어집니다. 반면 전문 분야의 서적은 외국어 능력과 더불어 전문지식에 대한 이해가 매우 중요해서 주로 해당 분야의 전문지식을 가지고 있는 전문 번역사에 의해 이루어집니다.

출판 번역은 장기간에 걸쳐 이루어지므로 번역에 앞서 우선 시간 계획을 철저히 세워야 합니다. 번역은 고도의 정신적 노동력을 요하므로 하루에 번역할 수 있는 분량은 누구나 한계가 있습니다. 따라서 번역의 질을 유지하려면 평소에 자신이 하루에 소화할 수 있는 번역의 양을 파악해 두고, 이에 맞추어 시간 계획을 세우는 것이 필요합니다.

(2) 영상 번역

영상 번역은 영화사, 방송사, 기업, 번역 에이전시 등의 의뢰를 받아 영화, 드라마, DVD, 교육영상, 홍보영상 등의 자막 번역이나 더빙 번역을 하는 것을 말합니다. 영상 번역은 글자 수 제한이 있고, 영상도 고려해야 하므로 영상 번역만의 다른 번역 전략이 필요합니다. 또한 번역 결과물을 글로 제시하는 자막 번역인지 아니면 성우가 더빙해야 하는 더빙 번역인지에 따라서도 번역 방식에 다소 차이가 있습니다. 우선, 자막 번역은 한 줄에 10자 내외의 글자 수 제약(언어와 매체에 따라 다름)이 있으므로 원문의 내용을 곧이곧대로 모두 전달할 수 없습니다. 따라서 번역사는 우선 번역을 한 뒤, 글자 수와 영상에 맞추어 내용을 가감합니다. 양이 넘칠 경우, 영상 정보를 통해 이해가 가능한 부분은 생략하는데, 영상 번역에서는 이러한 생략의 전략을 잘 활용하는 것이 중요합니다. 다음으로, 더빙 번역을 할 때는 성우가 읽기 편하도록 구어로 번역해야 하며 직접 번역 텍스트를 읽어 보며 배우의 입 모양과 맞춰 보고 길이와 내용을 조정해야 합니다.

요즘에는 케이블 채널이 많아지고 우리나라에서 각종 국제 영화제가 정기적으로 개최되어서 영상 번역가의 활동 영역이 예전에 비해 넓어졌습니다. 외국어와 영화를 좋아하고 창의적 글쓰기를 즐기는 사람이라면 영상 번역에 도전해 볼 만합니다. 많은 내용을 제한된 공간에 효율적으로 전달하면서도 감동과 유머 등의 효과를 유지해야 하는 영상 번역은 번역사가 창의력을 많이 발휘해야 하는 분야입니다.

(3) 문서 번역

문서 번역은 기업체, 관공서, 번역 에이전시 등의 의뢰를 받아 단기간에 서신, 계약서, 공문서, 보고서, 브로슈어, 매뉴얼 등 일정한 형식이 있는 각종 텍스트를 번역합니다. 주로 전문 분야의 텍스트를 번역하므로 전문용어에 대한 이해와 정확성이 요구됩니다. 또한 텍스트의 유형에 따라 사용하는 언어가 다르고, 문화와 언어에 따라 텍스트적 관습이 다를 수 있으므로 원어와 번역어의 텍스트 장르 관습에 대해 숙지하는 것이 필요합니다.

의료관광 관련 문서의 번역[1]은 바로 전형적인 문서 번역의 범주에 속합니다. 의료관광 문서는 의료관광사업의 추진 과정에서 관련 당사자들의 편의와 이익을 위해 사용되는 각종 문서로, 전문성이 강하고 유형이 매우 다양합니다. 진료신청서, 문진표, 입·퇴원기록지, 수술기록지, 간호기록지, 각종 동의서(입원, 수술, 검사, 마취, 수혈), 진료비 계산서, 진료확인서, 처방전, 주의사항 등 병원 접수에서 진찰, 입원, 수술, 수납, 처방, 사후 관리 등에 이르기까지 진료과정에서 필요한 문서를 사용하는 언어로 번역해야 합니다. 또한 병원과 의료관광 관련 기관의 대외 홍보, 교류, 관광 연계, 교육 등 사업 추진 과정에서 광고·홍보문, 설명문, 계약서, 서신 등의 문서를 번역해야 합니다. 이처럼 다양한 문서를 제대로 번역하고 작성하기 위해서는 외국어 능력뿐만 아니라 문서 작성법과 의료, 법률, 홍보, 마케팅 등에 걸친 제반 지식이 필요합니다.

---

1) 의료관광 문서에 대한 자세한 내용은 김남이, 2011, 『중국어권 의료관광 서류의 번역과 작성』, 소화 참고.

II. 의료관광 통번역 : 실전편

II. 의료관광 통번역 : 실전편

학습목표

의료관광 통번역의 실제 수행 과정에서 부딪치게 되는 각종 의사소통 상황을 살펴보고, 통번역사에게 필요한 언어적, 문화적 지식에 대해 학습합니다. 에스코트, 관광, 성형, 건강검진, 행사·홍보 등 주제별로 나누어 실전 통번역 연습을 해봅시다.

1. 에스코트

1) 공항 영접

올해 대학을 갓 졸업한 김미영(25) 씨는 서울의 한 병원에 의료관광 통역사로 취업하여 통번역과 코디네이터 업무를 맡고 있습니다. 오늘 김미영 씨는 중국인 의료관광객을 맞이하기 위해 인천공항에 나왔습니다. 취업 후 처음으로 맡게 된 업무라 기대 반, 두려움 반 속에 손님을 기다리고 있습니다.

(1) 실전 연습

顾客：你好！你是翰林医院的金小姐吧？

翻译：是的。王女士，您好！

欢迎您来韩国，路上辛苦了！

顾客：谢谢你来机场接我。

翻译：不客气，很高兴见到您。

顾客：我也很高兴。

翻译：这是我的名片。我是翻译，叫金美英。

我主要负责医院的翻译和导医工作。

顾客：谢谢！这是我的名片。

翻译：谢谢！我们已经通过好几次电话了。

顾客：是啊，刚开始我以为你是中国人。

你的汉语说得真好。

翻译：哪里，还差得远呢。

顾客：你在哪儿学的汉语？

翻译：我主要在韩国学的。

顾客：在韩国能把汉语学得这么好啊，真了不起！

翻译：不敢当，不敢当。

请跟我来。车就在外边。

顾客：好，我们走吧。

(2) 용어 및 표현

□ 영접하다 / 마중하다 ➢ 공항에 가서 영접하다 ➢ 공항 픽업 서비스	□ 接 [jiē] ➢ 接机 [jiējī] ➢ 接机服务 [jiējīfúwù]
□ 통(번)역사 / 통(번)역(하다) ➢ 통역사 ➢ 통역하다 ➢ 번역하다	□ 翻译 [fānyì] ➢ 口译员 [kǒuyìyuán] ➢ 口译 [kǒuyì] ➢ 笔译 [bǐyì]
□ 병원 코디네이터	□ 导医 [dǎoyī] / 协调员 [xiétiáoyuán]
□ 명함	□ 名片 [míngpiàn]
□ 책임지다 / 맡다 / 담당하다	□ 负责 [fùzé]
□ 전화를 하다	□ 通电话 [tōngdiànhuà]
□ 뭘요 / 별말씀을요	□ 哪里 [nǎli]
□ 천만의 말씀입니다	□ 不敢当 [bùgǎndāng]

(3) 이해

[1] **王女士，您好！**

안녕하세요!

→ 사회생활에서 타인과 원만히 교류하기 위해서는 가능한 한 가장 적합한 호칭(称呼, 称谓)으로 상대방을 불러주어야 합니다. 상대방에게 예의를 표시하고자 할 때는 상대방의 성(姓)이나 성명(姓名) 뒤에 '先生/小姐/女士/爷爷/奶奶' 등의 호칭을 붙여 부를 수 있습니다. 이 밖에도 성별, 나이, 직업, 직위, 친밀도 등에 따라 다양한 호칭을 사용할 수 있습니다.

① 성별과 나이에 따른 호칭

호칭	용도	예문
小姐	젊은 여성. 미혼 여성(성을 빼고 단독으로 사용할 경우, 상황에 따라 유흥업소 여성을 가리키기도 함)	- 金小姐，你好！很高兴能够采访到你。 - 邓小姐，您的检查结果出来了。 - 周小姐，您得的是甲亢。
女士	성인 여성	- 女士们，先生们，大家好！ - 张女士，我们根据B超结果，现在确诊您得了胆囊结石。 - 周女士，您儿子最近恢复得比较好。 - 王女士，请您不用太担心。
太太	기혼 여성이나 아내에 대한 존칭	- 张太太，您好！现在感觉怎么样？ - 李太太，请您在手术协议书上签字吧。 - 钱太太，这次手术非常成功。 - 我太太突然生病，不能参加今天的活动了。
夫人	기혼 여성이나 타인의 아내에 대한 존칭('太太'보다 정중하고 격식을 차린 표현)	- 王夫人，您的钱掉了。 - 您夫人也在韩国吗？
姑娘	나이가 비교적 많은 사람이 젊은 여성을 격식 없이 부를 때	- 小姑娘，你好，能不能请你帮个忙？
先生	남성이나 타인의 남편을 부를 때	- 李先生，您哪儿不舒服？ - 吕先生，您是什么时候开始觉得不舒服的？ - 谢先生，现在感觉好多了吧？ - 您先生对您真好啊！

호칭	용도	예문
小伙子	나이가 비교적 많은 사람이 젊은 남성을 격식 없이 부를 때	- 小伙子，你是哪里人？ - 小伙子，根据你的症状和检查结果，我们确诊你得了青春期慢性前列腺炎。

※ '姑娘/小伙子'를 제외하고, 호칭 앞에 성을 붙여 다양한 상황에서 사용할 수 있다. 또한 시대에 따라 호칭이 변화하기도 하는데, 사회적 지위를 나타내는 '先生', '太太', '夫人', '小姐' 등과 같은 호칭은 중화인민공화국 성립 이후에는 평등을 강조하는 시대 분위기 속에서 거의 사용되지 않다가 개혁개방 이후 되살아나 현재 상용되고 있다. 반면 '同志'라는 호칭은 중화인민공화국 성립 이후 널리 확대되었지만, 문화대혁명과 개혁개방 이후 사용빈도가 점차 줄어들어 현재는 예전처럼 많이 사용되지 않는다.

② 직업과 전문성에 따른 호칭

호칭	용도	예문
老师	선생님, 전문적인 지식을 가진 사람, 경력이 많은 사람 등에 대한 존칭	- 王老师，您好！我想请教一个问题。
教授	교수 직함을 가지고 있는 사람	- 李教授，您好，百忙之中打扰您了！
博士	박사 학위를 가지고 있는 사람 (석사, 학사 학위는 호칭으로 사용하지 않음)	- 金博士，请您看看我的论文，给点儿意见。
大夫/医生	의사	- 大夫，我得的是什么病？ - 大夫，刚才我肚子又疼了。 - 医生，我肚子疼得很厉害。 - 医生，我得的是不是恶性肿瘤？ - 马医生，早上好！
护士	간호사	- 护士，请帮我打一针。
师傅	운전기사, 기술자, 주방장 등 전문적인 기술을 가진 사람	- 师傅，修理大概需要多长时间呢？

③ 직위에 따른 호칭

- 정부기관과 기업의 공식적인 장소에서는 주로 상대방의 성(姓) 뒤에 직위를 붙여 '胡主席', '温总理', '李总经理' 등으로 부르거나 직위를 호칭으로 사용한다.

【직위의 예】

主席, 总理, 部长, 局长, 处长, 科长, 省长, 市长, 厂长, 秘书, 经理, 总经理, 总裁, 董事长, 校长, 主任

- 비공식적인 장소, 사적인 자리에서는 직위의 약칭을 사용하기도 하는데, 모든 직위가 약칭이 있는 것은 아니다. 자주 사용되는 예를 살펴보면 다음과 같다.
  (a) 陈总, 早上好！(陈总 ＝ 陈总经理 / 陈总裁)
  (b) 王处是个好人。(王处 ＝ 王处长)
  (c) 张秘这个人看起来应该还不错。(张秘 ＝ 张秘书)

④ 친족 호칭의 사회적 확대

- 잘 알고 지내는 이웃뿐만 아니라 잘 모르는 사람과 교류할 때도 친밀감을 더하기 위해 친족 호칭을 사용하기도 한다.

【친족 호칭의 예】

爷爷(할아버지와 같은 연배), 奶奶(할머니와 같은 연배), 大爷(아버지와 동년배이거나 나이가 많은 남자 / 큰아버지), 大妈(어머니와 동년배이거나 나이가 많은 여자 / 큰어머니), 叔叔(삼촌), 阿姨(이모), 大哥(큰형), 大姐(큰언니), 小弟弟(남동생), 小妹妹(여동생)

[2] **欢迎您来韩国, 路上辛苦了！**

한국에 오신 것을 환영합니다, 오시느라 고생 많으셨어요!

→ 먼 길을 온 손님에게 건네는 인사입니다. 먼 길은 온 손님을 맞을 때 그리고 손님을 배웅할 때 할 수 있는 인사말을 익혀 봅시다.

(손님을 맞을 때)

① 一路上还顺利吧？

② 您远道而来, 辛苦了。

③ 这次来韩国辛苦了吧？

④ 祝您在韩国度过愉快的时光！

(손님을 배웅할 때)

① 客人 : 我对你们的服务很满意。

翻译 : 祝您一路平安，万事如意。

② 祝您一路顺风！

(注意 : 对于乘坐飞机出行的朋友，不可以用一路顺风，因为飞机在逆风飞行时才能保证安全)

③ 祝您旅途愉快。

④ 祝您身体健康，工作顺利。

※ 평상시 대화에서는 헤어질 때 주로 '再见(다시 보자)'이라고 말하지만, 병원에서 환자가 치료가 다 끝난 후에 인사할 때는 '再见'이라고 말하지 않습니다. 의사나 간호사와 다시 보자고 하는 것은 병이 악화되거나 다시 병에 걸림을 의미하기 때문입니다.

따라서 헤어질 때 인사말로 '再见' 대신 환자는 의료진에게 '麻烦您了 [máfannínle] (신세를 졌습니다)', '辛苦了 [xīnkǔle] (수고하셨습니다)', '谢谢 [xièxie] (감사합니다)' 등으로 말할 수 있고, 의료진은 환자에게 '走好 [zǒuhǎo] (잘 가세요)', '慢走 [mànzǒu] (살펴 가세요)' 등으로 인사할 수 있습니다.

[3] 这是我的名片。

제 명함입니다.

→ 명함을 처음 사용할 때는 명함을 주고받는 것 자체가 어색하고 부끄러울 수 있습니다. 그렇지만 사회생활에서는 명함을 주고받는 것이 기본이고, 첫 만남에서 명함을 주지 않은 것이 오히려 실례가 됩니다.

명함을 건넬 때는 상대방을 배려해야 합니다. 오른손으로 명함의 한쪽 끝을 잡고 왼손으로 오른쪽 손목을 받친 상태에서, 상대방이 내 이름을 잘 볼 수 있는 방향으로 명함을 건네며 자신의 이름과 직함을 소개합니다. 명함을 주고받을 때는 가능한 명함의 내용을 가리지 않도록 주의합니다. 명함의 앞뒷면에 한글과 외국어가 있을 때는 상대방의 국적에 따라 앞뒤가 바뀌게 됩니다.

명함을 주고받을 때는 아랫사람이 윗사람에게 먼저 명함을 건네고 인사한 후에 윗사람의 명함을 받습니다. 명함을 상대방과 맞교환 할 때는 오른손으로 자신의 명함을 건네고, 왼손으로 상대방의 명함을 받습니다.

또한 명함을 받은 다음에는 바로 집어넣지 말고, 두 손을 사용해 가슴 높이로 명함을 들고 눈여겨봅니다. 자리에 앉을 때는 명함을 오른쪽 테이블 가장자리 앞쪽이나 명함집 위에 두고, 만나는 자리가 끝나기 전까지 수시로 보며 상대방을 익힙니다.

[4] 哪里，还差得远呢。

아닙니다, 아직 멀었습니다.

→ 잘 모르는 사람을 칭찬하는 것은 중국인들의 교제 문화에서 흔한 일입니다. 중국인들은 자기 자신과 가족 그리고 자신과 아주 가까운 사람에 대해서는 자랑이나 칭찬을 아끼지만, 외부 사람에 대해서는 직접적이고 구체적으로 칭찬합니다. 외국인이 중국인과 만나 "你好！"라고 한마디만 해도 "你汉语说得很好。"라는 칭찬을 듣는 것은 흔히 있는 일입니다. 직접적이고 과장된 칭찬에 익숙하지 않은 한국인은 중국인의 칭찬을 받았을 때 부끄러운 나머지, 한국어로 '아니에요'라는 의미로 '不'라고 응대하는 경우가 있습니다. 그러나 이 경우 '不'는 상대방의 칭찬을 강하게 부정하거나 반대하는 것으로, 자칫 상대방의 기분을 언짢게 할 수 있습니다. 중국인들의 칭찬을 받았을 때 응대할 수 있는 겸양어를 알아봅시다.

① 哪里哪里。还差得远呢。
② 不敢当，不敢当，我今后还要继续努力。
③ 过奖了，我还不行，还得多向您学习。
④ 您这么夸奖，我真不好意思，比起您来我还差得远呢。
⑤ 我说得不好，让您见笑了。

2) 차 안에서 (1)

공항에서 순조로이 중국인 손님을 만난 김미영 씨는 손님과 함께 병원의 외국인 환자 전용 리무진을 타고 병원으로 가고 있습니다. 공항에서 병원까지는 약 한 시간 반이 소요되는데요, 차 안에서는 어떤 대화가 오가게 될까요?

(1) 실전 연습

翻译： 车在前边。

这就是我们医院的车。

我帮您把行李放在后备箱里。

顾客： 谢谢！

翻译： 别客气，请上车。

顾客： 好的。

翻译： 请系好安全带。

我们先去医院就诊，路上需要一个半小时。

顾客： 现在几点？

翻译： 现在六点。

顾客： 韩国和中国的时差是一个小时吗？

翻译： 对，韩国比中国快一个小时。

您是第一次来韩国吗？

顾客： 对。我很喜欢韩剧和韩国音乐，一直很想来韩国看看。

翻译： 您对韩国的第一印象怎么样？

顾客： 街头上都是清一色的“现代”或“起亚”标志。

韩国人很爱国货，我们应该向韩国学习。

翻译： 韩国的国产车确实很多。

但这不仅仅是因为韩国人爱国货，更是因为韩国国产车性价比高。

韩国车质量不错，价格不贵，服务也好，为什么要买进口车呢？

这其实就是个普通的商业选择问题。

顾客：哦，这样子啊。路上车很多啊！

翻译：是啊，现在是下班高峰期，堵得很厉害。

(2) 용어 및 표현

□ 트렁크	□ 后备箱 [hòubèixiāng]
□ 차에 타다 ➢ 차에서 내리다	□ 上车 [shàngchē] ➢ 下车 [xiàchē]
□ 안전벨트 ➢ 안전벨트를 하다	□ 安全带 [ānquándài] ➢ 系安全带 [jì ānquándài]
□ 진찰받다	□ 就诊 [jiùzhěn]
□ 시차	□ 时差 [shíchā]
□ 한국 드라마	□ 韩剧 [hánjù]
□ 케이팝(K-pop)	□ 韩国音乐 [Hánguóyīnyuè]
□ 한결같다 / 획일적이다	□ 清一色 [qīngyísè]
□ 마크 / 표지	□ 标志 [biāozhì]
□ 국산품 ➢ 수입품 ➢ 수입품을 배척하다 / 불매하다	□ 国货 [guóhuò] / 国产货 [guóchǎnhuò] ➢ 洋货 [yánghuò] / 进口货 [jìnkǒuhuò] ➢ 抵制洋货 [dǐzhì yánghuò]
□ 국산차	□ 国产车 [guóchǎnchē]
□ 수입차	□ 进口车 [jìnkǒuchē]
□ 가격 대 성능비	□ 性价比 [xìngjiàbǐ]
□ 절정기 ➢ 러시아워	□ 高峰期 [gāofēngqī] ➢ 上下班高峰期 [shàngxiàbān gāofēngqī]

(3) 이해

[1] 请上车。

차에 타십시오.

→ 자동차에는 관습적으로 상석이 존재하는데, 별도의 운전기사가 있는지 여부, 차종, 성별 등에 따라 상석이 달라집니다. 자동차에서는 주로 출입이 용이하고 편한 자리가 상석입니다(세단 : 조수석 뒷자리, 투도어 : 조수석). 그러나 상석의 여부와 관계없이 윗사람이 자진해서 조수석에 앉겠다고 하면 그렇게 해야 하고, 뒷좌석의 가운데에는 치마 입은 여성을 태우지 않으며 가급적 문쪽 자리로 안내합니다.

[2] 街头上都是清一色的“现代”或“起亚”标志。

거리에 온통 '현대'나 '기아' 차 마크네요.

→ '是'는 주로 긍정이나 연계 역할을 하지만 '존재'를 나타내기도 합니다. '是'가 존재를 나타낼 때는 장소를 나타내는 말이 주어로 옵니다. '장소+是+사물/사람'의 형태로 쓰이며, 해당 사물이나 사람으로 장소가 가득 차 있거나 많은 면적을 차지한다는 의미를 주로 나타냅니다.

① 满身都是汗。
② 会议室里全是人。
③ 大楼前面是广场。
④ 我家门前是小河。

[3] 韩国人很爱国货，我们应该向韩国学习。

한국사람들은 국산품을 참 좋아하는 것 같아요. 중국사람들도 한국을 좀 본받아야겠어요.

→ 중국인들과 교류를 할 때 자주 나오는 화제 중의 하나가 바로 한국인들의 국산품 애용에 관한 것입니다. 한국인들의 국산품 애용을 부러워하며 중국인들도 배워야 한다고 말하거나 스스로 비하하는 경우가 있는가 하면, 이를 맹목적이고 무조건적인 애국주의로 치부하며 한국인들이 너무 배타적이라고 지적하는 경우도 있습니다. 그러나 이 중 어느 쪽도 우리의 현실과 같다고 할 수 없습니다. 문화의 차이, 사회적 환경의 차이, 언론의 왜곡 보도 등으로 말미암아 중국인들이 한국과 한국인에 대해 적지 않은 오해를 하고 있습니다. 물론, 반대로 한국인들도 중국에 대해 수많은 오해를 하고 있겠죠.

통번역 일을 하다 보면 이와 같은 상황에서 '문화적 중재자'의 역할을 하게 되는 경우가 많습니다. 그렇게 하지 않으면 의사소통이 제대로 진행되지 않거나 중단될 위험도 있기 때문입니다. 따라서 통번역사는 중립을 유지하되, 양국의 차이에서 비롯된 오해를 해소함으로써 정서적 긴장감을 경감시키거나 적어도 긴장이 가중되지 않도록 노력해야 합니다. 이를 위해서는 통번역사가 양국 간의 문화적 차이와 사회적 배경 등을 잘 이해하고 있어야 하고, 또 논리적으로 설명할 수 있어야 합니다.

❖ 한국과 중국의 문화적 차이 때문에 중국인들과 오해가 생겼던 경우는 없었나요? 중국인들과 교류했던 경험을 떠올려보며 오해 사례를 이야기해 봅시다. 또한 향후 이러한 오해를 바로잡고 상호 간의 신뢰를 회복할 수 있도록 양국의 사회, 문화, 역사적 현실과 연계하여 해당 문제를 설명해 봅시다.

【중국인들의 오해 사례】

① 강릉단오제와 端午节 문제

② 한의학과 中医学 문제

[4] **这不仅仅是因为韩国人爱国货，更是因为韩国国产车性价比高。**

그건 한국인들이 국산품을 좋아해서라기보다는 한국의 국산차가 가격 대 성능비가 뛰어나기 때문일 거예요.

→ '不仅仅'은 '(단순히) ~할 뿐만 아니라'는 뜻으로 '不仅', '不但'과 마찬가지로 '而且', '也', '还' 등과 자주 어울려 쓰여 '~할 뿐만 아니라 ~하다'라는 의미를 나타냅니다. 여기서는 '不仅仅是因为 A, 更是因为 B'의 구조로 활용되었는데, 문자적으로 보면 '(단순히) A 때문이 아니라 더 B 하기 때문이다'라는 뜻으로, 'A 때문이라기보다는 B 때문이다'라고 해석하면 자연스럽습니다.

① 我的眼泪止不住地流了下来，这不仅仅是因为身体上的疼痛，更是因为心理上的伤害。

② 这不仅仅是医院的问题，更多的是制度的问题。

③ 十一黄金周不仅仅是旅游的黄金期，也是整形的黄金期。

④ 肉毒素不仅可以快速消除脸部皱纹，还能改善肌肉肥大所导致的国字脸问题。

3) 차 안에서 (2)

의료관광 통번역사 김미영 씨는 중국 손님과 함께 차를 타고 병원으로 가고 있습니다. 하필 러시아워에 걸려 도로가 꽉 막혀 있지만 서울에 진입하니 차창 밖 풍경이 다채로워 중국 손님과의 이야깃거리가 더욱 풍성해졌습니다.

(1) 실전 연습

翻译: 请看外面，这是贯穿首尔的汉江。

顾客: 前面那个青色房顶的建筑是什么？

翻译: 那是韩国的国会大楼。

顾客: 风格很独特，很漂亮。

汉江上有很多大桥，一共有几座？

翻译: 首尔境内一共有二十多座大桥。

顾客: 汉江很大啊，江上还有游船。

翻译: 是啊，坐游船可以欣赏汉江的风景。

您看，前方的那座大楼是六三大厦，是汉江边的最高建筑。

顾客: 我以前好像在电视里看过。

翻译: 是吗？这是首尔的主要旅游景点之一。

里面有展望台、电影院、美术馆、水族馆等各种娱乐设施。

顾客: 首尔著名的旅游景点还有哪些？

翻译: 中国游客喜欢的景点有景福宫、乐天世界、仁寺洞和东大门市场等。

顾客: 都有什么特点？

翻译: 景福宫是韩国最大的宫殿，被称为韩国的“故宫”。

乐天世界是年轻人喜欢去的游乐场。

仁寺洞好比北京的琉璃厂，可以看到许多古老珍贵的传统物品。

东大门市场是韩国最大批发零售市场，可以买到物美价廉的东西。

顾客：谢谢，我都想去看看。

翻译：是啊，都是好玩儿的地方。

好，医院到了，请下车。

(2) 용어 및 표현

□ 관통하다 / 가로지르다	□ 贯穿 [guànchuān]
□ 지붕	□ 房顶 [fángdǐng]
□ 국회의사당	□ 国会大楼 [guóhuìdàlóu] / 国会议事堂 [guóhuìyìshìtáng]
□ 양식 / 스타일	□ 风格 [fēnggé]
□ 경내	□ 境内 [jìngnèi]
□ 유람선	□ 游船 [yóuchuán]
□ 감상하다	□ 欣赏 [xīnshǎng]
□ 관광명소 / 관광지	□ 旅游景点 [lǚyóujǐngdiǎn]
□ 명소	□ 景点 [jǐngdiǎn]
□ 전망대	□ 展望台 [zhǎnwàngtái]
□ 아쿠아리움 / 수족관	□ 水族馆 [shuǐzúguǎn]
□ 경복궁	□ 景福宫 [jǐngfúgōng]
□ 롯데월드	□ 乐天世界 [lètiānshìjiè]
□ 인사동	□ 仁寺洞 [rénsìdòng]
□ 동대문	□ 东大门 [dōngdàmén]
□ 궁궐 / 궁전	□ 宫殿 [gōngdiàn]
□ 흡사 ~와 비슷하다	□ 好比 [hǎobǐ]
□ 오래되다	□ 古老 [gǔlǎo]
□ 진귀하다 / 귀중하다	□ 珍贵 [zhēnguì]
□ 도매하다	□ 批发 [pīfā]
□ 소매하다	□ 零售 [língshòu]
□ 물건이 좋고 값도 저렴하다	□ 物美价廉 [wùměijiàlián]

(3) 이해

[1] 汉江上有很多大桥，一共有几座？

한강에 다리가 많네요. 모두 몇 개인가요?

→ 통역사는 언어의 중개자로서 메시지를 전달하는 것 외에도 고객의 궁금증을 해소하거나 문화 해설자의 역할을 하는 경우도 많습니다. 그런데 외국어 실력이 아무리 뛰어나더라도 관련 배경지식이 없으면 제대로 된 설명을 하기 어렵습니다.

중국인들을 많이 접하다 보면 자주 하는 질문에 공통적인 특징이 있는데, 바로 한국인보다 숫자에 더 민감하다는 점입니다. 차를 타고 가다 한강 다리를 보면 한강 다리가 총 몇 개일까 궁금해 하고, 어떤 건물에 들어가 소개를 하면 해당 건물의 총면적을 궁금해 하고, 사적인 자리에서 부모님이나 배우자에 관한 이야기가 나오면 그들의 소득을 궁금해 하기도 합니다.

❖ 중국인과 교류했던 경험을 돌이켜 보고, 한국과 한국인에 관해 받았던 질문을 떠올려 봅시다. 관련 질문을 목록으로 정리하여 배경지식을 조사하고 중국어로 말해 봅시다.

【중국인들이 자주 하는 질문 예시】

① 거리 표지판이나 간판에 한자가 많이 표기되어 있는 이유는?

② 한글은 모두 몇 개의 자음과 모음으로 구성되어 있는가?

③ 한글은 몇 년도에 창조되었는가?

④ 화폐에 있는 인물들은 각각 누구인가?

(오만 원권의 신사임당과 오천 원권의 율곡 이이의 관계를 설명해 주면 매우 흥미로워함)

- 화폐 인물들 각각의 업적은 무엇인가?

⑤ 길거리에서 휴지통을 찾기 어려운 이유는?

- 쓰레기 종량제 개념 설명(1995년부터 실시)

⑥ 한국의 각종 물가(돼지고기, 각종 채소, 교육비 등)

⑦ 한국인의 평균 월급은?

⑧ 한국에 교회가 많은 이유는? 한국의 기독교 인구 비율이 상대적으로 높은 이유는?

⑨ 한국의 행정구역 체계는 어떻게 구성되어 있나?

- 도(道)는 총 몇 개인가? 서울의 구(區)는 총 몇 개인가?

⑩ 한국의 평균 결혼 연령은? 한국인이 (중국인보다) 평균 결혼 연령이 높은 이유는? (사회적 문제, 군대 문제 등)

[2] **仁寺洞好比北京的琉璃厂，可以看到许多古老珍贵的传统物品。**

인사동은 베이징의 류리창(Liulichang)과 비슷한 곳인데, 오래되고 진귀한 골동품을 많이 볼 수 있어요.

→ '好比'는 '如同', '就像'과 비슷한 뜻으로 '마치 ~과 같다. 흡사 ~과 비슷하다'로 해석할 수 있습니다. 바로 이어서 '是'가 오기도 합니다.

① 爱情好比浩瀚的大海，有高潮就有低潮的时候。
② 重建整形好比是要把一个破碎的花瓶重新拼好，这个技术的好坏就体现在是不是拼好了、拼接的是不是无缝,跟原来一样。但是美容整形是要把原来就是一个好的花瓶打造的更加完美，这是一个锦上添花的艺术。
③ 十几年前，中国的整形美容医院中，有80%是做整形的，包括修复创伤，治疗唇裂、断肢再植等等，只有20%是做美容项目的。给前者做手术好比雪中送炭，后者好比锦上添花。

[3] **医院到了，请下车。**

병원에 도착했습니다. 내리세요.

→ 병원에 도착하면 손님을 모시고 안내를 해야 합니다. 손님과 함께 걸을 때, 문을 열어 안내할 때도 모두 지켜야 할 에티켓이 있습니다. 익숙한 장소라고 해서 안내자가 너무 빨리 걸으면 손님이 보조에 맞추기가 불편합니다. 안내자는 벽 쪽으로 걷고, 손님을 복도 한가운데로 걷게 하여 보조를 맞춥니다. 또 문을 열고 들어갈 때는 등을 보이지 않도록 주의해야 하는데, 문의 종류에 따라 안내 매너가 다릅니다.

① 당겨서 여는 문 : 문을 손님 쪽으로 향해 열며 '이쪽으로 오십시오(请这边来)'라고 말합니다.
② 밀어서 여는 문 : 안내자가 문을 밀고 먼저 들어간 다음 문을 잡고 '이쪽으로 오십시오(请这边来)'라고 말합니다.
③ 미닫이문 : 안내자가 문을 열고 손님이 먼저 들어가게 한 후 들어와 문을 닫습니다.
④ 회전문 : 자동식, 수동식 모두 손님이 먼저 들어가도록 하며, 수동식일 경우 뒤에서 천천히 밀어 손님이 편하게 입실하도록 합니다.
⑤ 자동문 : 안내자가 손님보다 1~2보 먼저 들어가 문 옆에서 기다립니다.

4) 병원 안내

최근 부쩍 외국인 환자가 늘고 있는 미영 씨의 병원은 원내 표지판과 배치도를 다국어로 변경하는 작업이 한창입니다. 다음 병원의 배치도를 보고 병원의 각 부서, 진료과, 검사실, 편의시설 등의 명칭을 한국어와 중국어로 정리해 봅시다.

(1) 실전 연습

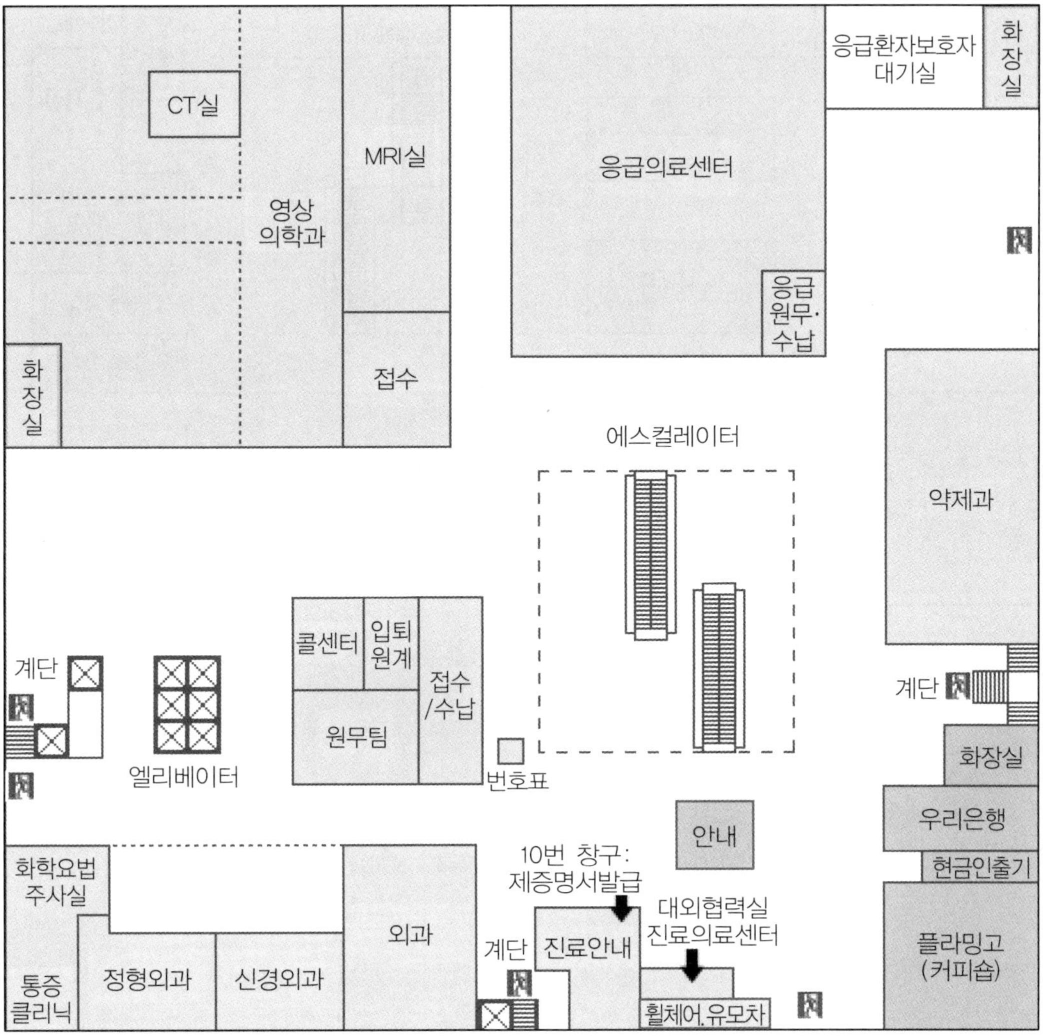

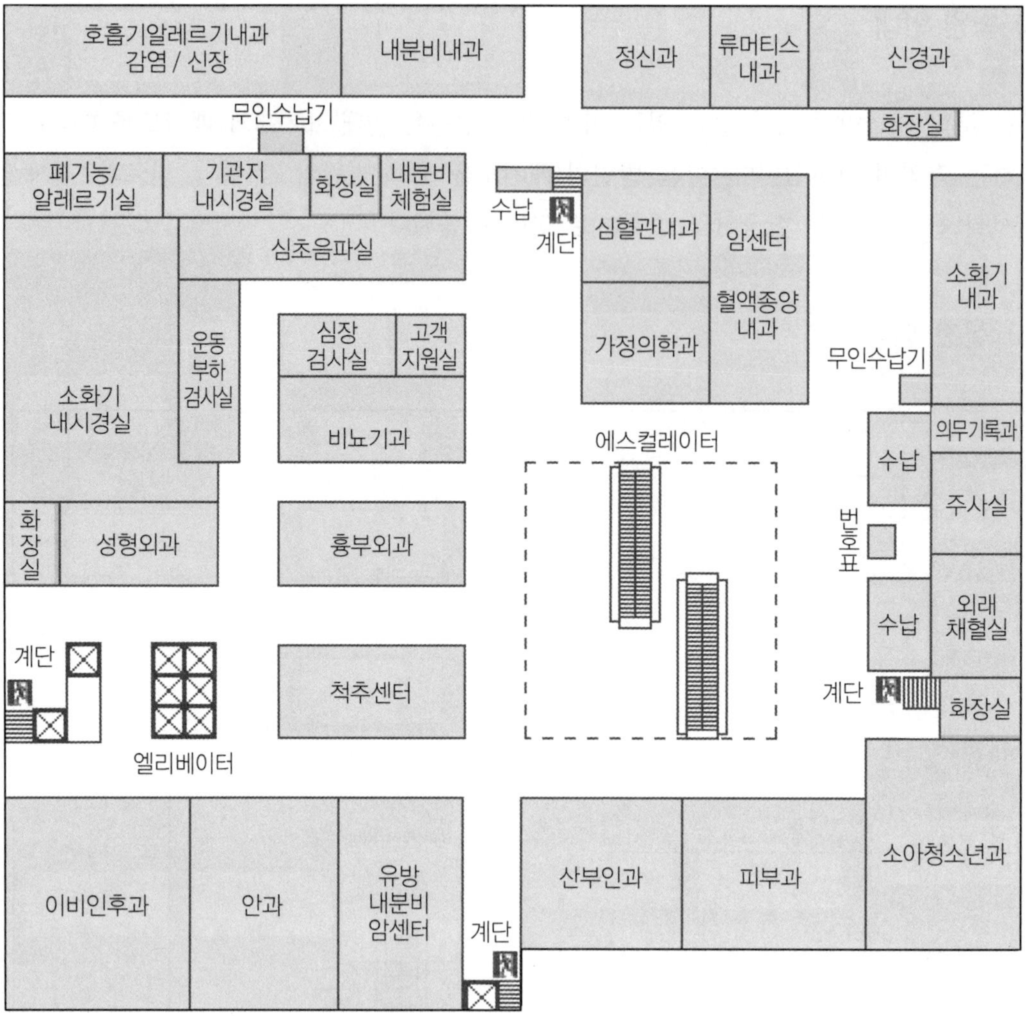
호흡기알레르기내과
감염 / 신장
내분비내과
정신과
류머티스
내과
신경과
화장실
무인수납기
폐기능/
알레르기실
기관지
내시경실
화장실
내분비
체험실
수납
계단
심혈관내과
암센터
심초음파실
소화기
내과
혈액종양
내과
가정의학과
심장
검사실
고객
지원실
운동
부하
검사실
무인수납기
소화기
내시경실
비뇨기과
에스컬레이터
의무기록과
수납
주사실
화
장
실
성형외과
흉부외과
번호표
수납
외래
채혈실
계단
계단
화장실
척추센터
엘리베이터
소아청소년과
이비인후과
안과
유방
내분비
암센터
계단
산부인과
피부과

(2) 용어 및 표현

[1] 진료과 및 검사실

☐ 내과	☐ 内科 [nèikē]
☐ 감염내과	☐ 感染内科 [gǎnrǎnnèikē]
☐ 내분비내과	☐ 内分泌内科 [nèifēnmìnèikē]
➢ 당뇨검사실	➢ 糖尿检查室 [tángniàojiǎncháshì]
➢ 당뇨교실	➢ 糖尿教室 [tángniàojiàoshì]
☐ 류머티스내과	☐ 风湿内科 [fēngshīnèikē]
☐ 소화기내과	☐ 消化内科 [xiāohuànèikē]
➢ 소화기병센터	➢ 消化道疾病中心 [xiāohuàdàojíbìngzhōngxīn]
➢ 내시경실	➢ 内镜室 [nèijìngshì]
☐ 순환기내과	☐ 循环内科 [xúnhuánnèikē]
☐ 심장내과	☐ 心内科 [xīnnèikē]
☐ 심혈관내과	☐ 心血管内科 [xīnxuèguǎnnèikē]
➢ 심장초음파실	➢ 超声心动图室 [chāoshēngxīndòngtúshì]
➢ 심전도실	➢ 心电图室 [xīndiàntúshì]
☐ 신장내과	☐ 肾内科 [shènnèikē]
➢ 인공신장실	➢ 人工肾室 [réngōngshènshì]
☐ 알레르기내과	☐ 过敏科 [guòmǐnkē]
☐ 혈액종양내과	☐ 血液肿瘤内科 [xuèyèzhǒngliúnèikē]
☐ 호흡기내과	☐ 呼吸内科 [hūxīnèikē]
➢ 폐기능검사실	➢ 肺功能检查室 [fèigōngnéngjiǎncháshì]
☐ 외과 / 일반외과	☐ 外科 [wàikē] / 普通外科 [pǔtōngwàikē]
➢ 화상치료실	➢ 烧伤治疗室 [shāoshāngzhìliáoshì]
☐ 성형외과	☐ 整形外科 [zhěngxíngwàikē] / 整容外科 [zhěngróngwàikē]
☐ 신경외과	☐ 神经外科 [shénjīngwàikē]
➢ 척추센터	➢ 脊椎中心 [jǐzhuīzhōngxīn]
☐ 심장외과	☐ 心外科 [xīnwàikē]

□ 유방내분비외과	□ 乳房内分泌外科 [rǔfángnèifēnmìwàikē]
□ 이식외과	□ 移植外科 [yízhíwàikē]
□ 정형외과	□ 骨科 [gǔkē]
➢ 석고붕대실	➢ 石膏绷带室 [shígāobēngdàishì]
➢ 물리치료실	➢ 理疗室 [lǐliáoshì]
□ 혈관외과	□ 血管外科 [xuèguǎnwàikē]
□ 흉부외과	□ 胸外科 [xiōngwàikē]
□ 가정의학과	□ 家庭医学科 [jiātíngyīxuékē]
➢ 건강검진센터	➢ 健康体检中心 [jiànkāngtǐjiǎnzhōngxīn]
□ 결핵과	□ 结核科 [jiéhékē]
□ 마취과	□ 麻醉科 [mázuìkē]
□ 마취통증의학과	□ 麻醉疼痛医学科 [mázuìténgtòngyīxuékē]
➢ 수술실	➢ 手术室 [shǒushùshì]
➢ 회복실	➢ 恢复室 [huīfùshì]
□ 방사선종양학과	□ 放射肿瘤科 [fàngshèzhǒngliúkē]
➢ 암센터	➢ 癌症中心 [áizhèngzhōngxīn]
□ 비뇨기과	□ 泌尿科 [mìniàokē]
➢ 방광경실	➢ 膀胱镜室 [pángguāngjìngshì]
➢ 체외쇄석실	➢ 体外碎石室 [tǐwàisuìshíshì]
□ 산부인과	□ 妇产科 [fùchǎnkē]
➢ 분만실	➢ 分娩室 [fēnmiǎnshì]
□ 부인과	□ 妇科 [fùkē]
□ 소아과	□ 儿科 [érkē]
□ 소아청소년과	□ 小儿青少年科 [xiǎo’érqīngshàoniánkē]
➢ 신생아실	➢ 新生婴儿室 [xīnshēngyīngérshì]
□ 신경과	□ 神经科 [shénjīngkē]
➢ 신경심리검사실	➢ 神经心理检查室 [shénjīngxīnlǐjiǎncháshì]
➢ 신경학검사실	➢ 神经学检查室 [shénjīngxuéjiǎncháshì]
□ 안과	□ 眼科 [yǎnkē]
□ 응급의학과	□ 急救医学科 [jíjiùyīxuékē] / 急诊科 [jízhěnkē]

➢ 응급실	➢ 急诊室 [jízhěnshì]
➢ 보호자대기실	➢ 家属等候室 [jiāshǔděnghòushì]
□ 이비인후과	□ 耳鼻喉科 [ěrbíhóukē]
➢ 청력검사실	➢ 听力检查室 [tīnglìjiǎncháshì]
□ 임상병리과	□ 临床病理科 [línchuángbìnglǐkē]
□ 재활의학과	□ 康复医学科 [kāngfùyīxuékē]
➢ 근전도실	➢ 肌电图室 [jīdiàntúshì]
➢ 언어치료실	➢ 语言治疗室 [yǔyánzhìliáoshì]
➢ 운동치료실	➢ 运动治疗室 [yùndòngzhìliáoshì]
□ 정신과	□ 精神科 [jīngshénkē]
➢ 심리검사실	➢ 心理测验室 [xīnlǐcèyànshì]
□ 진단검사의학과	□ 检验医学科 [jiǎnyànyīxuékē]
➢ 혈액검사실	➢ 血液检查室 [xuèyèjiǎncháshì]
□ 영상의학과	□ 影像医学科 [yǐngxiàngyīxuékē] / 放射科 [fàngshèkē]
➢ 골다공증검사실	➢ 骨质疏松症检查室 [gǔzhìshūsōngzhèngjiǎncháshì]
➢ 동위원소실	➢ 同位素室 [tóngwèisùshì]
➢ 혈관조영실	➢ 血管造影室 [xuèguǎnzàoyǐngshì]
➢ CT실	➢ CT室 [CT-shì]
➢ MRI실	➢ MRI室 [MRI-shì]
➢ PET-CT실	➢ PET-CT室 [PET-CT-shì]
□ 의무기록과	□ 病案科 [bìng'ànkē]
□ 치과	□ 牙科 [yákē] / 口腔科 [kǒuqiāngkē]
□ 피부과	□ 皮肤科 [pífūkē]
□ 한방과	□ 韩医科 [hányīkē]
□ 항문과	□ 肛门科 [gāngménkē]
□ 핵의학과	□ 核医学科 [héyīxuékē]

[2] 기타 부서 및 시설

□ 간호부	□ 护理部 [hùlǐbù]
□ 간호사 스테이션	□ 护士站 [hùshizhàn]
□ 경리과 ➢ 본관1층 수납 ➢ 별관1층 수납	□ 财务科 [cáiwùkē] ➢ 主楼一层收费处 [zhǔlóuyìcéngshōufèichù] ➢ 分馆一层收费处 [fēnguǎnyìcéngshōufèichù]
□ 계단	□ 楼梯 [lóutī]
□ 구내식당	□ 食堂 [shítáng]
□ 당직실	□ 值班室 [zhíbānshì]
□ 도서실	□ 图书室 [túshūshì]
□ 매점	□ 小卖部 [xiǎomàibù]
□ 병동	□ 病房 [bìngfáng]
□ 안내데스크	□ 导诊台 [dǎozhěntái]
□ 약국	□ 药房 [yàofáng]
□ 영안실	□ 太平间 [tàipíngjiān]
□ 에스컬레이터	□ 自动扶梯 [zìdòngfútī] / 自动楼梯 [zìdònglóutī]
□ 엘리베이터	□ 电梯 [diàntī]
□ 원무과	□ 院务科 [yuànwùkē]
□ 은행	□ 银行 [yínháng]
□ 접수처	□ 挂号处 [guàhàochù]
□ 주사실	□ 注射室 [zhùshèshì]
□ 주차관리소	□ 停车管理处 [tíngchēguǎnlǐchù]
□ 중환자실(ICU)	□ 重症监护室 [zhòngzhèngjiānhùshì]
□ 진료실	□ 诊室 [zhěnshì]
□ 진료대기실	□ 候诊室 [hòuzhěnshì]
□ 채혈실	□ 抽血室 [chōuxuèshì]
□ 커피숍 / 카페	□ 咖啡厅 [kāfēitīng]
□ 편의점	□ 便利店 [biànlìdiàn]

□ 현금인출기 □ 헬스장 □ 화장실	□ 自动取款机 [zìdòngqǔkuǎnjī] □ 健身房 [jiànshēnfáng] □ 洗手间 [xǐshǒujiān]
□ 알코올상담센터 □ 원격치매센터	□ 酒精中毒咨询中心 [jiǔjīngzhòngdúzīxúnzhōngxīn] □ 远程老年痴呆症中心 [yuǎnchénglǎoniánchīdāizhèngzhōngxīn]

(3) 이해

[1] 병원 소개

→ 병원을 방문한 중국인 고객이나 손님에게 병원을 소개해 봅시다.

① 저희 병원을 소개해 드리겠습니다.
② 저희 병원의 브로슈어입니다.
③ 저희 병원은 1970년에 설립되었습니다.
④ 저희 병원은 한국대학교 부속 병원입니다.
⑤ 저희 병원은 세계적인 관광도시 춘천시에 있습니다.
⑥ 병원 전체에 총 30개의 진료과가 설치되어 있습니다.
⑦ 저희 병원은 세계적으로 우수한 대학병원과의 협력관계를 유지하며 수준 높은 연구와 진료를 하고 있습니다.
⑧ 저희 병원은 영어, 중국어, 일본어 등 외국어 통역 서비스를 제공하고 있습니다.
⑨ 팸플릿을 여러분께 드리겠습니다. 안에 더욱 자세한 소개가 있습니다.

[2] 안내

→ 고객이나 손님을 안내할 때 사용하는 지시어를 중국어로 말해 봅시다.

① 제가 안내해 드리겠습니다.
② 저희 병원을 안내해 드리겠습니다.
③ 이쪽으로 오세요.
④ 이쪽을 보세요.
⑤ 앞쪽으로 가세요.
⑥ 여기가 바로 저희 병원의 건강검진센터입니다.

2. 관광

1) 한국의 관광자원 소개

의료관광을 온 관광객들은 의학적 치료 외에도 관광, 쇼핑에 관심이 많습니다. 한국의 관광명소에 대해서 중국어로 소개해 봅시다.

(1) 실전 연습

▶ 景福宫

景福宫兴建于公元1395年，不论从规模，还是从建筑风格上讲，都可称之为韩国宫殿之首。

1592年壬辰倭乱爆发时，景福宫的大部分建筑被烧毁，后来高宗(1852～1919)年间，兴宣大院君恢复重建了500多座建筑。现景福宫内保存有朝鲜时代的代表建筑勤政殿、庆会楼和香远亭等。此外，勤政殿月台的塑像是朝鲜时代雕刻艺术的结晶。

景福宫兴礼门西侧是国立古宫博物馆，景福宫内香远亭东侧是国立民俗博物馆。购买景福宫门票，可以同时参观国立古宫博物馆和国立民俗博物馆。

▶ 乐天世界

乐天世界是位于首尔市中心的主题公园，内有娱乐设施、电影院、滑冰场、保龄球馆、民俗博物馆、购物中心等。每年来这里的游客多达600万人次，其中外国游客占10%。独具匠心的自然采光设计，使得乐天世界一年365天都可以接待游客。

乐天世界分为室内的“探险世界”和室外的“魔幻岛”两部分，“探险世界”有各种娱乐设施和纪念品商店，在这里还可以欣赏到美妙的演出和激光表演，品尝各国料理。“魔幻岛”也可以享受到各种娱乐设施，还可以在湖边散步。

除了游乐设施以外，乐天世界的滑冰场和博物馆也值得一去。滑冰场在乐天世界地下三层，一年四季不休息，常年开业，可以和家人、恋人一起在愉快的气氛中溜冰。

民俗博物馆是外国人最喜欢去的地方，可以通过历史展览馆、模型村等了解韩国五千年的历史和民俗文化。

▶ 仁寺洞

仁寺洞位于首尔中心。在这里，您可以看到许多古老珍贵的传统物品。仁寺洞以大道为中心，其两侧分布着许多胡同，形似迷宫。在这迷宫里，密集着画廊、传统工艺店、传统茶店、传统饮食店、咖啡店等。仁寺洞的商店各有独到之处，年轻人和中老年人都十分喜爱。

尤其值得一提的是，在仁寺洞聚集着100多家画廊，游客可以欣赏韩国画、版画、雕刻等各种展览。如果您想走遍仁寺洞有名的画廊，可以乘坐“美术馆循环大巴”，以低廉的价格参观仁寺洞主要美术馆和画廊。

每个星期六从下午两点到晚十点和星期天从上午十点到晚十点，仁寺洞是“无车之街”。这两天里，街道上有传统表演和展览，游客们会在这城市中心为传统的魅力所折服。

(来源：韩国旅游发展局中文网站，有删改)

(2) 용어 및 표현

□ 세우다 / 창건하다	□ 兴建 [xīngjiàn]
□ ~을 …라고 부르다	□ ~称之为… [chēngzhīwéi]
□ 궁궐 / 궁전	□ 宫殿 [gōngdiàn]
□ 임진왜란	□ 壬辰倭乱 [rénchénwōluàn]
□ 발발하다 / 일어나다	□ 烧毁 [shāohuǐ]
□ 소각하다 / 타 버리다	□ 爆发 [bàofā]
□ 재건하다 / 중건하다	□ 重建 [chóngjiàn]
□ 근정전	□ 勤政殿 [qínzhèngdiàn]
□ 경회루	□ 庆会楼 [qìnghuìlóu]
□ 향원정	□ 香远亭 [xiāngyuǎntíng]
□ 조각상	□ 塑像 [sùxiàng]
□ 결정체 / 소중한 성과	□ 结晶 [jiéjīng]
□ 참관하다 / 견학하다	□ 参观 [cānguān]
□ ~에 위치하다	□ 位于 [wèiyú]
□ 테마파크	□ 主题公园 [zhǔtígōngyuán]
□ 스케이트장	□ 滑冰场 [huábīngchǎng]
□ 볼링장	□ 保龄球馆 [bǎolíngqiúguǎn]
□ 쇼핑센터 / 쇼핑몰	□ 购物中心 [gòuwùzhōngxīn]
□ 독창적이다	□ 独具匠心 [dújùjiàngxīn]
□ 채광	□ 采光 [cǎiguāng]
□ 아름답다 / 훌륭하다	□ 美妙 [měimiào]
□ 공연	□ 演出 [yǎnchū]
□ 레이저	□ 激光 [jīguāng]
□ ~할 만하다 / ~할 가치가 있다	□ 值得 [zhídé]
□ 일년 내내 / 일년 동안	□ 常年 [chángnián]
□ 스케이트를 타다	□ 溜冰 [liūbīng]

□ 분포하다 / 널려 있다	□ 分布 [fēnbù]
□ 모양이 ~와 같다	□ 形似~ [xíngsì]
□ 미로 / 미궁	□ 迷宫 [mígōng]
□ 갤러리 / 화랑	□ 画廊 [huàláng]
□ 독특한 점 / 뛰어난 점	□ 独到之处 [dúdàozhīchù]
□ 한데 모이다	□ 聚集 [jùjí]
□ 탄복하다	□ 折服 [zhéfú]

(3) 이해

[1] 景福宫兴建[于]公元1395年

경복궁은 1395년에 창건되었다

→ '于'는 '在(~에)'와 같은 뜻으로 시간을 나타내며 '동사+于+시간'의 구조로 사용됩니다.

① 本公司建于2006年, 主营医疗仪器的开发和制造。
② 这些年轻父母大多出生于上世纪80年代。
③ 北京大学人民医院心血管内科正式成立于1986年。

[2] [不论]从规模, [还是]从建筑风格上讲, [都]可称之为韩国宫殿之首

규모와 건축 양식 면에서 볼 때 모두 한국 궁전의 최고봉이라고 할 수 있다

→ '不论(or 无论) A, 还是 B, 都~'는 'A와 B를 막론하고 / 관계없이 모두 ~하다'라는 의미입니다. 不论은 선택 관계를 나타내는 还是, 정반형 또는 임의의 것을 나타내는 의문대사(什么, 怎么, 如何, 何 등)와 같이 쓰여 어떠한 조건에서도 결과나 결론에는 변화가 없음을 나타냅니다. 또한 뒤에는 주로 都나 也가 와서 호응합니다. 참고로 구어에서는 不论이나 无论 대신 不管이 많이 쓰이며 이때는 如何, 何와 같은 문어체와는 잘 어울려 쓰지 않습니다.

① 我们医院的医生不论在家还是出差途中, 都可以通过手机对病人的情况进行跟踪。
② 抗生素无论是对于医生还是患者来说, 最大的"吸引力"是速度。
③ 不管病人是清醒的还是处于昏迷状态, 我们都会一边做治疗护理, 一边和病人交流。

[3] 乐天世界的滑冰场和博物馆也[值得一去]

尤其[值得一提]的是

롯데월드의 스케이트장과 박물관도 가볼 만하다

특히 언급할 만한 점은~

→ '值得'는 '~할 만하다, ~할 만한 가치가 있다'라는 뜻입니다. '值得一+동사'의 구조로 사용되어 '한번 (동사) 해볼 가치가 있다'라는 의미를 나타냅니다.

① 这本书被评选为2011年医师及科学家们最值得一读的著作。

② 火山附近的自然景观非常值得一看。

③ 吸脂瘦小腿是一种非常有效的瘦腿方法，为小腿粗胖而发愁的人非常值得一试。

2) 한국의 중국인 관광객

최근 중국의 경제발전과 위안화 강세에 따라 중국인 관광객이 한국을 많이 찾고 있습니다. 한국을 찾는 중국인 관광객들은 주로 어떤 품목을 구매하고, 어떤 특징이 있는지 알아봅시다.

(1) 실전 연습

▶ 中国游客成韩国商场最大外国买家

据韩国媒体报道，中国人已经取代日本人，成为在韩国商场出手最大方的主顾。去韩国旅游的中国顾客很青睐韩国产的化妆品和名牌包，甚至还有游客在一天之内就消费了1亿韩元，约合人民币59万5千元。

随着中国经济的崛起，人民币持续走强，中国游客逐渐成为韩国百货商场的大买家。据统计，在乐天百货的外国顾客购买额中，中国顾客所占的比重在2009年第1季度时还不足15%，到第4季度时已经飙升到了47%，在现代百货的外国顾客购买额中，中国顾客占的比重也由去年的33%上升到今年的50%。另外，新世界百货去年的中日顾客购买额比例是39比61，而到了今年却变成了77比23。

中国顾客十分心仪韩国的化妆品、名表、珠宝等高价商品，而且喜欢到商场后临时决定购买喜欢的商品，这样的“中国式”购物风格与日本人的购物方式刚好相反，日本游客一般都会事前定好相对廉价的紫菜、泡菜等选购品种，然后按照计划购物。

中国顾客在韩国的人均购买额高达200万韩元，约合日本顾客的两倍，甚至还出现了中国人一天消费1亿韩元的情况。

中国人强大的购买力也引起了韩国各商家的重视，他们目前正展开引入支持银联卡的支付系统等多种方便中国游客的措施。

(来源：央视网 2010年02月23日，有删改)

(2) 용어 및 표현

□ 사는 사람 / 구매자 / 바이어 ➤ 큰손	□ 买家 [mǎijiā] ➤ 大买家 [dàmǎijiā]
□ 단골손님 / 고객 ➤ 큰손	□ 主顾 [zhǔgù] ➤ 大主顾 [dàzhǔgù]
□ 대체하다 / 대신하다	□ 取代 [qǔdài]
□ 백화점 / 쇼핑센터 / 상가	□ 商场 [shāngchǎng]
□ 돈을 쓰다 ➤ 돈 씀씀이가 크다 / 통이 크다	□ 出手 [chūshǒu] ➤ 出手大方 [chūshǒudàfang]
□ 좋아하다	□ 青睐 [qīnglài]
□ 명품 가방 / 브랜드 백	□ 名牌包 [míngpáibāo]
□ 대략 ~와 맞먹다 / 대략 ~에 상당하다	□ 约合 [yuēhé]
□ 우뚝 솟다 / 부상하다	□ 崛起 [juéqǐ]
□ 강세를 보이다	□ 走强 [zǒuqiáng]
□ 통계	□ 统计 [tǒngjì]
□ 분기 / 사분기 ➤ 일사분기	□ 季度 [jìdù] ➤ 第1季度 [dìyījìdù]
□ (일정한 숫자에) 이르지 못하다	□ 不足 [bùzú]
□ 급증하다 / 급등하다	□ 飙升 [biāoshēng]
□ 좋아하다	□ 心仪 [xīnyí]
□ 명품 시계	□ 名表 [míngbiǎo]
□ 보석	□ 珠宝 [zhūbǎo]
□ 그때가 되어 / 즉석에서	□ 临时 [línshí]
□ 염가 / 싼값	□ 廉价 [liánjià]
□ 김	□ 紫菜 [zǐcài]
□ 골라서 사다 / 선별하여 사다	□ 选购 [xuǎngòu]
□ 달하다	□ 高达 [gāodá]
□ 구매력	□ 购买力 [gòumǎilì]
□ 지불하다 / 지급하다	□ 支付 [zhīfù]
□ 인롄카드 / 중국은행연합회카드	□ 银联卡 [yínliánkǎ]

(3) 이해

[1] 据韩国媒体报道

据统计

한국 언론의 보도에 따르면

통계에 따르면

→ '据'는 '~에 따르면 / ~에 근거하면 / ~에 의거하면'이라는 의미로 말의 출처, 정보원을 밝힐 때 사용합니다. 다른 사람의 말이나 정보를 인용할 때 출처를 밝히고 싶지 않으면, '据说 [jùshuō] 들리는 바에 의하면', '据悉 [jùxī] 알려진 바에 따르면(주로 문어에 사용)' 등이라고 할 수 있습니다. 자기가 알고 있는 바를 토대로 말할 때는 '据我所知 [jùwǒsuǒzhī] 내가 알기로는'이라고 할 수 있습니다.

① 据医院估计至少需要50万元，才能把白血病治好。

② 他的病据医生或很快就会好的。

③ 据说在中国，每年死于哮喘的患者不下百万。

④ 据悉，病毒性脑炎多发于儿童。

⑤ 据我所知，我院去年就诊人次就达到了11万多。

[2] 甚至还有游客在一天之内就消费了1亿韩元

하루에 무려 1억 원을 쓰는 관광객도 있습니다

→ '就'는 '就+동사+수량사' 구조로 쓰여, 수가 비교적 크거나 횟수가 많음을 강조합니다. 이때 '就'는 약하게 읽고 앞의 단어를 강하게 읽습니다.

① 他一个人就讲了一个小时，别人都没时间谈。

② 生孩子的时候他们挑条件最好的医院去生，光生孩子就花了一万多元。

③ 去年博物馆共接待了6千多名游客，最多时一天就有几百人。

[3] 人民币持续走强

위안화가 강세를 보이고 있습니다

→ '走强'은 '(화폐가) 강세를 보이다 / 오르다 / 상승하다'라는 뜻으로 '走高 [zǒugāo]'라고 할 수도 있으며 반대말은 각각 '走软 [zǒuruǎn]'과 '走低 [zǒudī]'입니다. 환율과 관련된 표

현을 익혀둡시다.

□ 환율	□ 汇率 [huìlǜ]
□ 외화	□ 外币 [wàibì] / 外汇 [wàihuì]
□ 위안화 (평가) 절상	□ 人民币升值 [rénmínbìshēngzhí]
□ 위안화 (평가) 절하	□ 人民币贬值 [rénmínbìbiǎnzhí]
□ 엔고	□ 日元走高 [rìyuánzǒugāo]
□ 엔저	□ 日元走低 [rìyuánzǒudī]

[4] 到第4季度时已经飙升到了47%

中国顾客占的比重也由去年的33%上升到今年的50%

4사분기에 47%로 치솟았습니다

중국 고객이 차지하는 비중도 지난해 33%에서 올해는 50%까지 늘고 있습니다

→ '飙升'은 '급증하다, 치솟다', '上升'은 '상승하다, 증가하다'라는 뜻입니다. 이와 같이 수치의 변화 추세를 나타내는 여러 가지 표현을 알아보고, 각각의 연어(搭配 [dāpèi])도 기억해 둡시다.

① 증가(↗)

표현	의미	연어
上升 [shàngshēng]	상승하다 / 오르다	① 物价上升 물가가 상승하다 ② 气温上升 기온이 오르다 ③ 体温上升到39度 체온이 39도까지 오르다
上涨 [shàngzhǎng]	오르다 / 뛰다 / 불어나다	① 物价上涨 물가가 오르다 ② 股市上涨 주가가 뛰다 ③ 房价上涨 주택 가격이 오르다

표현	의미	연어
增加 [zēngjiā]	증가하다 / 늘다 / 늘리다	① 销售额增加 매출액이 증가하다 ② 体重增加 체중이 늘다 ③ 增加收益 수익을 늘리다
增长 [zēngzhǎng]	성장하다 / 증가하다 / 늘다 / 넓히다	① 经济增长 경제 성장 ② 人口增长 인구가 늘다 ③ 增长见识 견문을 넓히다
提高 [tígāo]	향상시키다 / 제고하다 / 높이다 / 인상하다	① 提高生活水平 생활수준을 향상시키다 ② 提高产量 생산량을 높이다 ③ 提高工资 임금을 인상하다

② 감소(↘)

표현	의미	연어
下降 [xiàjiàng]	하강하다 / 내려가다	① 物价下降 물가가 내려가다 ② 气温下降 기온이 내려가다 ③ 体温下降至正常 체온이 정상으로 내리다
降低 [jiàngdī]	내려가다 / 낮추다 / 인하하다	① 物价降低 물가가 내려가다 ② 降低利率 금리를 낮추다 ③ 降低关税 관세를 인하하다

표현	의미	연어
下跌 [xiàdiē]	하락하다 / 내려가다 / 떨어지다	① 物价下跌 물가가 하락하다 ② 股市下跌 주가가 하락하다 ③ 房价下跌 주택 가격이 내려가다
减少 [jiǎnshǎo]	감소하다 / 줄(이)다	① 销售额减少 매출액이 감소하다 ② 体重减少 체중이 감소하다 ③ 减少花费 경비를 줄이다

③ 변화 없음(=)

표현	의미	연어
平稳 [píngwěn]	안정적이다 / 안정되다	① 物价平稳 물가가 안정적이다 ② 市场平稳 시장이 안정적이다
稳定 [wěndìng]	안정되다 / 변화가 없다 / 진정시키다 / 가라앉히다	① 地位稳定 지위가 안정되다 ② 稳定物价 물가를 안정시키다 ③ 血压稳定 혈압이 안정되다

[5] 银联卡

인롄카드(중국은행연합회카드)

→ '인롄카드(银联卡, 중국은행연합회카드)'는 '银联(UnionPay)'이라는 로고가 부착된 중국의 은행카드를 말합니다. 중국의 은행에서 발행하는 현금카드에는 모두 '银联(UnionPay)'이라는 로고가 부착되어 있습니다. '银联'이란 중국 국내 은행을 연결한 결제 네트워크로서, 2002년 중국의 중앙은행인 중국인민은행의 주도로 설립되었습니다. 신용카드 보급이 부진한 중국에서 직불카드인 인롄카드는 현금 다음으로 가장 대중적인 결제수단으로 자리 잡고 있습니다.

3) 중국인 관광객과 정부 정책

최근 중국인 관광객은 놀라운 구매력으로 세계 관광산업의 핵심으로 부상하고 있습니다. 이에 따라 중국인 관광객을 유치하기 위한 경쟁이 날로 뜨거워지고 있으며 각국 정부는 이를 위한 대책을 모색하고 있습니다. 중국인 관광객 유치를 위한 정부의 움직임과 우리나라와 경쟁을 벌이고 있는 일본 정부의 대책을 살펴봅시다.

(1) 실전 연습

▶ 中国游客成旅游大主顾 韩日态度各不同

如今，中国游客正越来越受到世界各国的欢迎和重视。而韩国和日本尤其是中国游客优先的选项，那么韩国和日本这两个旅游目的国对中国游客的态度究竟有没有不同呢？我们一起来看韩国媒体的报道。

2010年选择出境旅游的中国人高达5700万，较前一年增长了20%。而中国游客“不差钱”的购买力也震惊世界，单去年就在境外消费480亿美元，跃居全球第四，仅次于德国、美国和英国。

尽管在地理上距离较近，签证手续也比西方国家简便，然而韩国和日本依然是中国游客的第二选择。

到目前为止，台港澳地区仍是中国游客的首选旅游地，韩国是除此之外人气最旺的中国人境外旅游目的国，但由于韩国对中国游客的关怀尚显不足，所以中国游客对韩国的满意度也相对有点低。

景福宫，每天要接待超过1000名中国游客的景点，然而景区内的指示牌上却找不到任何中文。

在首尔市区500多个地铁站中，用汉语播报站名的只有50多个，仅占10%。诸多不便让中国游客只能选择组团前来旅游。

更有旅行社为赚取蝇头小利，将中国游客的住宿安排在首都圈偏僻地区，导致旅行日程安排太过紧凑密集。

有韩国媒体对此批评韩国政府，对于已经成为旅游业大主顾的中国游客，韩国似乎是在“袖手旁观”，而韩国政府要实现先前计划的、在2020年前达到“年到访中国游客超过千万”的目标，如何加强旅游基础设施建设满足中国游客的需求，无疑迫在眉睫。

与此形成鲜明对比的正是中国的另一邻国——日本，为了积极争取中国游客，日本政府不遗余力地出台了多项便利措施，其中包括允许中国游客在日本直接刷中国的信用卡。另外，继把个人旅游签证的发放门槛大幅降低至“年收入5万元以上”之后，日本政府目前仍在研究继续放宽条件。

(来源：CNTV 2011年02月05日，有删改)

(2) 용어 및 표현

□ 선택 항목 / 보기 / 옵션	□ 选项 [xuǎnxiàng]
□ 출국하다 / 국경을 나가다 ➢ 해외여행을 하다	□ 出境 [chūjìng] ➢ 出境旅游 [chūjìnglǚyóu]
□ 놀라게 하다 / 충격을 주다	□ 震惊 [zhènjīng]
□ 역외 / 국외 / 나라 밖	□ 境外 [jìngwài]
□ ~로 도약하다 / 일약 ~를 차지하다	□ 跃居 [yuèjū]
□ … 다음가다 / … 버금가다	□ 仅次于… [jǐncìyú]
□ 비자 / 사증	□ 签证 [qiānzhèng]
□ 차선책	□ 第二选择 [dì'èrxuǎnzé]
□ …까지	□ 到…为止 [dào…wéizhǐ]
□ 배려하다 / 보살피다	□ 关怀 [guānhuái]
□ 만족도	□ 满意度 [mǎnyìdù]
□ 맞이하다 / 접대하다	□ 接待 [jiēdài]
□ 넘다 / 초과하다	□ 超过 [chāoguò]
□ 명승지 / 명소	□ 景点 [jǐngdiǎn]
□ 관광지 / 관광 지구	□ 景区 [jǐngqū]
□ 표지판	□ 指示牌 [zhǐshìpái]
□ 방송하다 / 보도하다	□ 播报 [bōbào]
□ 단체를 조직하다	□ 组团 [zǔtuán]
□ 벌다 / 획득하다	□ 赚取 [zhuànqǔ]
□ 극히 적은 이익 / 보잘것없는 이익	□ 蝇头小利 [yíngtóuxiǎolì]
□ 숙박(하다) / 숙소	□ 住宿 [zhùsù]
□ 외지다 / 구석지다 ➢ 변두리	□ 偏僻 [piānpì] ➢ 偏僻地区
□ 빈틈없다 / 빡빡하다	□ 紧凑 [jǐncòu]
□ 남의 일에 전혀 관여하지 않다 / 수수방관하다	□ 袖手旁观 [xiùshǒupángguān]

□ 내방하다 / 방문하다	□ 到访 [dàofǎng]
□ 인프라	□ 基础设施 [jīchǔshèshī]
□ 의심할 바 없다 / 틀림없다	□ 无疑 [wúyí]
□ 매우 긴박하다 / 발등에 불이 떨어지다 / 코앞에 닥치다	□ 迫在眉睫 [pòzàiméijié]
□ 대조 / 대비	□ 对比 [duìbǐ]
□ 이웃 나라	□ 邻国 [línguó]
□ 있는 힘을 다하다 / 사력을 다하다	□ 不遗余力 [bùyíyúlì]
□ (정책, 조치 등) 정식으로 시행하다 / 정식으로 공포하다	□ 出台 [chūtái]
□ 문턱	□ 门槛 [ménkǎn]
□ 완화하다 / 느슨하게 하다	□ 放宽 [fàngkuān]

(3) 이해

[1] 中国游客 "不差钱" 的购买力也震惊世界

중국 관광객들은 통 큰 씀씀이로도 세계를 놀라게 하고 있습니다

→ '不差钱'은 '不缺钱'과 같은 뜻으로 중국 동북 지방 방언입니다. 중국 최고의 희극배우 자오번산(赵本山)의 작품《不差钱》으로 인해 유행어가 되었으며, 돈이 충분히 있어서 사고 싶은 물건은 뭐든지 살 수 있다는 의미를 나타냅니다.

① 下面就看看几款高档的手机有哪些吧, 不差钱的朋友不妨多多关注一下。

② 他多次以 "不差钱" 为由, 否认自己的罪行。

[2] 跃居全球第四

세계 4위를 차지하다

→ '跃居~'는 '~로 껑충 뛰어오르다 / 일약 ~가 되다 / 단번에 ~를 차지하다 / ~로 도약하다' 등의 뜻으로 순위, 석차, 서열 등이 한 번에 크게 상승했음을 나타냅니다. 순위, 석차, 서열 등을 나타내는 다양한 표현을 알아봅시다.

표현	의미	활용
名列 [míngliè]	이름이 ~에 오르다	① 名列榜首 [mínglièbǎngshǒu] 이름이 맨 위에 오르다 / 수석을 하다 ② 名列前茅 [míngLièqiánmáo] 이름이 선두에 있다 / 상위에 랭크되다 ③ 这次考试他名列第一。 이번 시험에서 그는 1등을 차지했다.
居于 [jūyú]	~에 있다 / ~을 차지하다 / ~에 처하다	① 居于首位 [jūyúshǒuwèi] 1위를 차지하다 ② 居于世界前列 [qiánliè] / 居于世界领先水平 세계적인 수준이다 ③ 中国GDP总量居于世界第2位。 중국의 총 GDP는 세계 2위이다.
位居 [wèijū]	~의 자리를 차지하다	① 位居榜首 [wèijūbǎngshǒu] 수석을 차지하다 / 1위를 차지하다 ② 浙江农民人均收入已连续25年位居全国第一。 저장성 농민의 1인당 평균 소득은 25년 연속 전국 1위를 차지했다.

표현	의미	활용
排名 [páimíng]	이름을 배열하다 / 순위(를 매기다) / 서열(을 매기다) / 석차(를 내다)	① 排名第一 1위에 랭크되다 ② 排名靠前 상위에 랭크되다 / 상위권에 들다 ③ 北京市制造业质量竞争力排名第二。 베이징시는 제조업 품질 경쟁력 2위를 차지했다.
排在~ [páizài]	순위가 ~이다	① 依次排在第二至第五位 차례로 2위에서 5위를 차지하다 ② 他以90分的成绩排在第三位。 그는 90점의 성적으로 3등을 했다.

❖ 아래 텍스트를 읽고 해석해 봅시다.

> 2011年全球房地产投资最热门国家排名中，美国名列第一位，英国排在第二位，德国居于第三位，中国名列第四位，法国居于第五位。而在房地产价值最有增长潜力国家的调查中，美国和中国均被投资者看好。不过看好美国房地产价值增值的受访者人数是看好中国房地产增值人数的6倍。英国在此项排名中名列第三，第四位和第五位分别是巴西和澳大利亚。
>
> (来源：《理财周刊》2011年05月09日)

[3] 仅次于德国、美国和英国

독일, 미국, 영국 다음으로

→ '仅次于~'는 '~다음가다 / ~에 버금가다 / ~보다 조금 뒤지다'라는 의미를 나타냅니다.

① 印度的人口仅次于中国，位居世界第二位。

② 头痛是仅次于感冒的常见病。

③ 癌症是戕害人类的第二大杀手，仅次于心脑血管疾病。

(戕害 [qiānghài] 해치다)

④ 成都市私家车保有量已经跃居全国第三，仅次于北京和上海，停车难的问题日渐突出。

[4] **继把个人旅游签证的发放门槛大幅降低至“年收入5万元以上”之后**

개인 관광 비자 발급 조건을 '연소득 5만 위안 이상'으로 대폭 낮춘 데 이어

→ '继~之后'는 '~에 이어 / ~이후에 / ~다음으로'라는 뜻입니다.

① 章子怡是中国继巩俐之后的又一位国际巨星。

② 隆鼻手术是继双眼皮手术之后，最常见的整形美容手术。

③ 甲状腺疾病是继糖尿病之后的第二大内分泌系统疾病。

4) 한국행 의료관광 열풍

한국의 병원을 찾는 중국인 관광객이 많이 늘어남에 따라 중국의 매체에서도 큰 관심을 보이고 있습니다. 중국 매체에서는 한국의 의료관광을 어떻게 보도하고 있을까요?

(1) 실전 연습

▶ 医疗观光游兴起 选择需谨慎

说起韩国的医疗行业，许多人首先想到的恐怕是韩国发达的美容整形业，由于技术相对先进，治疗费用并不十分高昂，使得不少亚洲国家掀起一股赴韩医疗观光旅游的热潮。

首尔的狎鸥亭地区是韩国美容整形机构最集中的区域，许多整形医院的门口都放着极具吸引力的广告照片，吸引了不少外国游客来到这里，希望实现"丑小鸭变天鹅"的奇迹。有数据显示，2010年韩国医疗观光游吸引外国游客8万人，每个游客仅在医疗上的平均花费就达到2万元人民币，是单纯观光游的两倍，为韩国的经济发展带来的总体收益约为52亿到60亿元人民币。随着韩国医疗观光旅游产业的辐射作用不断加强，韩国医疗已开始输出海外。

在韩国的医疗观光游中，不少游客选择了美容整形游，人数也在逐年增长。不过，随之增长的还有美容整形的纠纷。对此，专家提醒，无论多么简单的整形手术，人们术后都应做一到两次的复查，以免出现不良反应。此外，在前往韩国做整形手术前，一定要查清所选择的医院的情况。

(来源：央视网 2011年04月18日，有删改)

(2) 용어 및 표현

□ 의료관광	□ 医疗观光游 [yīliáoguānguāngyóu]
□ 일어나다	□ 兴起 [xīngqǐ]
□ 신중하다 / 조심스럽다	□ 谨慎 [jǐnshèn]
□ 업계	□ 行业 [hángyè]
□ 앞서다 / 발전하다	□ 先进 [xiānjìn]
□ (가격이) 비싸다	□ 高昂 [gāoáng]
□ 불러일으키다 / 일어나다	□ 掀起 [xiānqǐ]
□ 맛, 기체, 냄새, 힘, 열기 등을 세는 양사	□ 股 [gǔ]
□ 열기 / 붐 / 선풍 / 센세이션 ➤ 한류 열풍이 불다	□ 热潮 [rècháo] ➤ 掀起韩流热潮 [xiānqǐ Hánliú rècháo]
□ (~로) 가다 / 향하다	□ 赴 [fù]
□ 압구정	□ 狎鸥亭 [Xiáōutíng]
□ 매력 / 흡인력	□ 吸引力 [xīyǐnlì]
□ 미운 오리 새끼 / (비유) 못생긴 아이 / 천덕꾸러기	□ 丑小鸭 [chǒuxiǎoyā]
□ 백조	□ 天鹅 [tiān'é]
□ 데이터 / 통계 수치	□ 数据 [shùjù]
□ 경비 / 쓴 돈	□ 花费 [huāfei]
□ (어떠한 수준에) 이르다 / 달하다	□ 达到 [dádào]
□ 수익 / 이득 / 수입	□ 收益 [shōuyì]
□ 방사하다 / 파급하다 / 영향을 미치다	□ 辐射 [fúshè]
□ (외부로) 내보내다 / 수출하다	□ 输出 [shūchū]
□ 분쟁 / 분규	□ 纠纷 [jiūfēn]
□ 일깨우다 / 경고하다 / 주의를 주다	□ 提醒 [tíxǐng]
□ 부작용	□ 不良反应 [bùliángfǎnyìng]
□ (~로) 가다	□ 前往 [qiánwǎng]
□ 자세히 조사하다 / 철저히 알아보다	□ 查清 [cháqīng]

(3) 이해

[1] 由于技术相对先进，治疗费用并不十分高昂，使得不少亚洲国家掀起一股赴韩医疗观光旅游的热潮。

의료 기술 대비 치료비용이 그다지 비싸지 않기 때문에 아시아 여러 나라에서 한국행 의료 관광 열풍이 불고 있습니다.

→ '使得'는 직역하면 '…로 하여금 …하게 하다'라는 뜻입니다. 'A 使得 B'의 구조는 'A로 인해 B 하다'와 같이 인과관계로 해석하면 자연스럽습니다. '使得' 앞에는 '由于'나 '因为'가 와서 호응하기도 합니다.

① 这个想法使得他忘记了一切烦恼。

② 这家医院因为误诊使得一名老年患者病况更加严重。

③ 很多患者跑到大医院来治疗，使得大医院和基层医院就诊比例严重失衡。

[2] 许多整形医院的门口都放着极具吸引力的广告照片。

성형외과 입구에는 저마다 시선을 사로잡는 광고사진이 걸려 있습니다.

→ 중국에서는 성형외과를 '整形外科'라고 하고, 우리가 말하는 정형외과는 뼈를 다룬다고 해서 '骨科' 또는 '骨外科'라고 합니다. 한국어와 중국어는 한자를 공유하기 때문에 언어 학습자 입장에서 물론 유리한 점도 있지만 '整形'과 '정형'의 예처럼 형태를 그대로 번역하면 오해할 수 있으므로 주의해야 합니다. 이처럼 두 언어의 유사성 때문에 부정적인 전이 현상이 발생하는 것을 '언어 간섭' 현상이라고 합니다.

한국어에서 중국어로, 중국어에서 한국어로 번갈아가며 통역을 하다 보면, 언어 간섭 현상 탓에 의미를 잘못 전달하게 되는 때가 있습니다. 한국어의 한자어와 중국어처럼 두 언어의 어휘 쌍이 형태적으로는 유사하지만 다른 의미를 가리키는 것을 '포자미(faux amis, false friends)'라고 합니다. 중국어와 한국어의 포자미 사례를 정리해 보고, 순발력 있게 전환하는 연습을 해봅시다.

❖ 다음 문장을 번역해 봅시다.

① 这个文章写得很好。

② 我对你很有感情。

③ 这个人很自负。

④ 矛盾既然已经被认识，那就有可能被解决。

⑤ 片面重视重工业的发展将会带来一系列消极后果。

[3] **在前往韩国做整形手术前，一定要查清所选择的医院的情况。**

한국에 가서 성형수술을 받기 전에 선택한 병원의 상황을 반드시 자세히 알아보아야 합니다.

→ '所'는 '所동사的명사'의 형태로 쓰여 동사, '的'과 함께 명사를 수식합니다.

① 那时，弟弟正在读书，我是家中的长子，所需的费用自然应该由我来承担。

② 如果您在报名时隐瞒病情、病史、实情等，所产生的后果您得自行承担。

5) 온천과 겨울 건강

겨울철 온천욕은 몸의 피로를 풀어줄 뿐만 아니라 관절염과 피부질환 치료에도 효과가 있습니다. 온천욕의 효능과 이용 방법을 알아봅시다.

(1) 실전 연습

▶ 温泉浴守护冬季健康

冬天泡温泉可以消除疲劳、缓解关节炎症状、治疗皮肤病。在韩国除了温泉浴以外，温泉水制成的饮用水、化妆品也颇有人气。

人们在露天的温泉浴池里尽情地享受着温泉浴。泡在热气腾腾的温泉里，冬日的严寒早已抛诸脑后。

温泉浴能令肌肉松弛，促进血液循环，是秋冬季节消除疲劳的上佳选择。利用温泉治疗关节炎的疗法也于最近问世。患者首先要接受周密的检查，了解身体是否适合温泉疗法，然后在治疗师的指导下反复做各种治疗动作。温暖的泉水不仅能缓解疼痛，而且在浮力作用下，可减轻关节运动时的负担。

用温泉水制造的饮用水产品也上市了。经提炼以后的温泉水富含钙、锌等天然矿物质，能够缓解消化不良和胃炎症状。使用温泉水制造的化妆品有防治过敏性皮炎的功效，而且能够使皮肤保持湿润，因此深受年轻女性青睐。

不过，治疗效果因人而异。另外，长时间泡温泉浴可能会造成脱水现象，最好每三十分钟休息一次。

(来源：中国网络电视台 2010年12月19日，有删改)

(2) 용어 및 표현

□ 온천	□ 温泉 [wēnquán]
□ 지키다 / 수호하다	□ 守护 [shǒuhù]
□ 물에 담그다 / 푹 담그다 ➢ 온천욕을 하다	□ 泡 [pào] ➢ 泡温泉 [pào wēnquán]
□ 없애다 / 해소하다 / 제거하다 ➢ 피로를 해소하다	□ 消除 [xiāochú] ➢ 消除疲劳 [xiāochú píláo]
□ 완화시키다 / 누그러뜨리다 ➢ 통증을 완화하다	□ 缓解 [huǎnjiě] ➢ 缓解疼痛 [huǎnjiě téngtòng]
□ 관절염	□ 关节炎 [guānjiéyán]
□ 먹는 물 / 식수	□ 饮用水 [yǐnyòngshuǐ]
□ 꽤 / 상당히	□ 颇 [pō]
□ 옥외 / 노천 / 야외	□ 露天 [lùtiān]
□ 실컷 / 마음껏 / 한껏	□ 尽情 [jìnqíng]
□ 열기가 무럭무럭 나다 / 뜨거운 김이 나다	□ 热气腾腾 [rèqìtēngtēng]
□ 매서운 추위 / 혹한 ➢ 찌는 듯한 더위 / 무더위	□ 严寒 [yánhán] ➢ 炎热 [yánrè]
□ 뒷전으로 제쳐 두다 / 깨끗이 잊다	□ 抛诸脑后 [pāozhūnǎohòu]
□ 이완하다 / 풀다 / 늘어지다 ➢ 근육을 풀어주다 ➢ 피부가 늘어지다	□ 松弛 [sōngchí] ➢ 松弛肌肉 [sōngchíjīròu] ➢ 皮肤松弛 [pífūsōngchí]
□ 혈액순환	□ 血液循环 [xuèyèxúnhuán]
□ 매우 좋은 / 우수한	□ 上佳 [shàngjiā]
□ 요법 / 치료법 / 테라피 ➢ 아로마테라피	□ 疗法 [liáofǎ] ➢ 芳香疗法 [fāngxiāngliáofǎ]
□ 세상에 나오다 / 등장하다	□ 问世 [wènshì]
□ 꼼꼼하다 / 주도면밀하다	□ 周密 [zhōumì]
□ 부력	□ 浮力 [fúlì]

□ 경감하다 / 줄이다	□ 减轻 [jiǎnqīng]
□ 출시되다	□ 上市 [shàngshì]
□ 정제하다 / 추출하다	□ 提炼 [tíliàn]
□ 대량으로 함유하다 / 풍부하다	□ 富含 [fùhán]
□ 칼슘	□ 钙 [gài]
□ 아연	□ 锌 [xīn]
□ 광물질	□ 矿物质 [kuàngwùzhì]
□ 소화불량	□ 消化不良 [xiāohuàbùliáng]
□ 위염	□ 胃炎 [wèiyán]
□ 예방하고 치료하다	□ 防治 [fángzhì]
□ 아토피 피부염	□ 过敏性皮炎 [guòmǐnxìngpíyán]
□ 효능 / 효과	□ 功效 [gōngxiào]
□ 촉촉하다 / 축축하다	□ 湿润 [shīrùn]
□ 사람에 따라 다르다	□ 因人而异 [yīnrényì]
□ 탈수하다 / 수분이 빠지다	□ 脱水 [tuōshuǐ]
□ ~하는 것이 가장 좋다 / 바람직하다	□ 最好 [zuìhǎo]

(3) 이해

[1] **在韩国除了温泉浴以外，温泉水制成的饮用水、化妆品也颇有人气。**

한국에서는 온천욕뿐 아니라, 온천수로 제작한 생수, 화장품도 상당히 인기를 끌고 있습니다.

→ '颇'는 '相当', '很' 등과 같은 뜻으로 주로 문어에서 사용됩니다.

① 这家医院服务态度好，医疗质量高，颇受群众欢迎。
② 肉毒素在治疗面部的皱纹方面效果颇佳。
③ 口臭是一个危害虽小但是影响颇大的疾病。

[2] **经提炼以后的温泉水富含钙、锌等天然矿物质，能够缓解消化不良和胃炎症状。**

정제된 온천수에는 칼슘, 아연 등 천연 미네랄이 풍부하게 들어 있어 소화불량과 위염 증상을 완화합니다.

→ '经'은 '(어떠한 과정이나 절차를) 거치다'라는 뜻입니다. 연동문이나 복문의 앞 절에 쓰이며 문어에서 주로 사용됩니다.

① 经心电图检查，医生发现她出现心肌梗塞的症状。
② 经医生紧急抢救，病人手术非常成功。
③ 如患有出血性疾病、高血压、心脏病、糖尿病、骨质疏松症、内分泌疾病等，经治疗病情稳定后，才可接受种植牙手术。

[3] **另外，长时间泡温泉浴可能会造成脱水现象，最好每三十分钟休息一次。**

또 온천욕을 오래 하면 탈수 현상이 나타날 수 있기 때문에 30분마다 휴식을 취해 주는 것이 좋습니다.

→ '最好'는 부사로 '~하는 것이 가장 좋다, 바람직하다'라는 뜻입니다. 상대방에게 주의사항을 알리거나 당부할 때 응용할 수 있습니다.

① 术后四周内最好避免游泳。
② 您最好去医院咨询合适的治疗方法。
③ 您少喝酒少抽烟，最好戒烟戒酒。

3. 성형

1) 쌍꺼풀 : 절개법

쌍꺼풀 수술은 가장 보편화된 성형수술로, 의료관광객이 가장 많이 선택하는 수술이기도 합니다. 현재 가장 보편적으로 시행되는 수술 방법은 절개법과 매몰법입니다. 환자의 눈 모양, 나이, 피부 상태 등에 따라 적합한 수술 방법을 상담하는 의료대화를 들어보고, 통역 연습을 해봅시다.

(1) 실전 연습

医生： 您好！请这边坐。

病人： 您好！

医生： 您来是为了做双眼皮手术，对吗？

病人： 是的。您看，我适合做什么样的双眼皮？

医生： 是因为年龄的关系，您的这个双眼皮呢，过度松垂，导致了本来很漂亮的两个双眼皮，现在变成了有一侧基本上已经看不到了。

病人： 是啊。

医生： 那我建议您做切开式的双眼皮。虽然切开式的双眼皮适合所有的手术者，但是它更适合像您一样年龄大一点的手术者。我觉得呢，我们在手术过程中会给您去掉一层多余的松垂皮肤，手术做完之后，就可以使您松垂的双眼皮提升上去，比现在要年轻很多。

病人： 那您看我这个眼皮有这么多皱褶，就是说做完之后，两个眼睛能一样吗？

医生： 可以的，没有问题。虽然您有一侧的眼睛皱褶比较多，但是我们做完这个小手术之后呢，它一定会形成一个很漂亮的双眼皮。

病人： 术后不用注意什么问题吗？

医生： 一天滴4次消炎眼药水，然后5天到7天之后来医院拆线就可以了。其他没有什么特别要注意的。

病人： 我做完之后会不会影响工作？

医生： 不会。这个手术呢，是一个比较小的手术。它既不会影响工作，也不会影响休息，一切照常生活就可以了。

病人： 就是说做完以后可以正常工作？

医生： 对，没有问题。

病人： 不影响别的吧？

医生： 完全没有问题。因为除了手术刚做完那几天比较肿胀，会稍微影响您脸部的美观，其余的都毫无影响。

病人： 哦，明白了。

(2) 용어 및 표현

□ 쌍꺼풀 ➢ 홑꺼풀 / 외꺼풀 ➢ 눈꺼풀	□ 双眼皮 [shuāngyǎnpí] ➢ 单眼皮 [dānyǎnpí] ➢ 眼皮 [yǎnpí]
□ 늘어지다 / 처지다	□ 松垂 [sōngchuí]
□ 리프팅하다 / 올리다	□ 提升 [tíshēng]
□ 절개식 ➢ 매몰식	□ 切开式 [qiēkāishì] ➢ 埋线式 [máixiànshì]
□ 없애버리다 / 빼버리다	□ 去掉 [qùdiào]
□ 쓸데없는 / 불필요한	□ 多余 [duōyú]
□ 주름	□ 皱褶 [zhòuzhě]
□ (액체를) 한 방울 떨어뜨리다 ➢ 안약을 넣다 / 점안하다	□ 滴 [dī] ➢ 滴眼药水 [dīyǎnyàoshuǐ]
□ 실밥을 풀다	□ 拆线 [chāixiàn]
□ 평소대로 하다	□ 照常 [zhàocháng]
□ 붓다 / 부어오르다	□ 肿胀 [zhǒngzhàng]
□ 아름답다 / 스타일	□ 美观 [měiguān]
□ 조금도 / 전혀 ~이 없다	□ 毫无 [háowú]

(3) 이해

[1] **切开式的双眼皮**

절개식 쌍꺼풀 수술

→ 절개식 쌍꺼풀 수술은 가장 먼저 시술된 쌍꺼풀 수술로 지금까지도 많이 시술되고 있는 수술법입니다. 윗눈꺼풀의 과도한 지방을 제거하는 절개법은 피부가 늘어진 중·노년층에 비교적 적합한 수술입니다. 효과가 오래 지속되고, 남는 지방을 동시에 제거할 수 있다는 장점이 있으며, 단점은 눈꺼풀의 부기가 오래가고 수술 후 한동안은 흉터가 선명하게 남아 있다는 것입니다.

[2] **那我建议您做切开式的双眼皮。**

그렇다면 절개식 쌍꺼풀 수술을 권해 드립니다.

→ '建议'는 '(주장이나 의견을) 제안하다, 권하다, 건의하다'라는 뜻으로 조언하거나 의견을 제시할 때 응용할 수 있습니다.

① 我建议您尽快接受手术。

② 我建议您拔牙以后做种植牙。

③ 我建议您尽早接受治疗，以免继续感染，留下疤痕和色素沉着。

[3] **它既不会影响工作，也不会影响休息**

일과 휴식에 모두 영향을 주지 않습니다

→ '既'는 '也', '又' 등과 호응하여 두 개의 상황이 동시에 존재함을 나타냅니다.

① 这使手术既有安全保障，又能确保整形效果。

② 皮肤既因皮脂分泌过度而长粉刺，又因缺水而易生细小皱纹。

③ 只有专业负责的整形医师，才能让您的整形手术既安全又成功。

2) 쌍꺼풀 : 매몰법

매몰법은 최근 많이 시행하는 쌍꺼풀 수술 방법으로, 특히 젊은 여성들이 많이 받는 수술입니다. 매몰법 상담과 관련된 의료대화를 읽고 통역 연습을 해봅시다.

(1) 실전 연습

医生： 您好！请坐。

病人： 好，谢谢！大夫，您看我的眼睛，这只特别内双，然后这只特别外双。我平时如果不化妆的话，都没法出门，所以我会画一条眼线。如果不画的话，看着就是一只眼睛大，一只眼睛小。

医生： 是，我发现了。

病人： 您给我个建议，我应该怎么办？

医生： 我建议你做一个埋线式的双眼皮。因为这种手术特别适合像您这样年轻女孩子。您的上眼皮比较薄，又没有松垂的皮肤。而且这个手术呢，术后恢复也非常快。大概两三天，您就可以漂漂亮亮地出门了。这是我给您的建议。

病人： 那埋线法和切开法有什么区别吗？

医生： 埋线式的双眼皮呢，主要是针对上眼皮比较薄的、没有过多松垂皮肤的年轻人。反之，切开式的双眼皮就更适合于年龄偏大的、皮肤已经有松垂的人。因为那种手术可以去掉一层皮肤，使她的眼部得到提升。

病人： 如果我做双眼皮的话，两只眼睛都做还是做一只就行了？

医生： 其实这个没有一定之规，就是说大小眼调整可以一起做也可以只做一边。我想请问您，您对自己的这只大眼睛满意吗？

病人： 我不满意。因为我觉得它那个上眼皮是下垂的，所以就成了这样一个看上去是双眼皮的感觉。

医生：双得不够漂亮？。

病人：对。

医生：那好了。我给您一个建议，咱们就重新做一下这个个性化的双眼皮。这样做完之后呢，不单可以改善您的这个眼型，更重要的是纠正了您的大小眼问题。

病人：我看朋友们做完双眼皮手术之后，好像在双眼皮上面都会贴一个纱布啊什么的。那个会不会影响看东西？

医生：那是针对切开式的双眼皮手术。这种埋线式的双眼皮手术不需要。这个是恢复最快，而且形态最自然的双眼皮手术方法。

病人：就是说，做完之后要注意消炎，然后不能吃什么太过辛辣的东西？

医生：没有，没有，没有那么复杂。术后头五天每天滴3到4回消炎眼药水就可以了，就这么简单，基本上不用忌口，手术也很方便，大概在20分钟就会做完，只要加上前后的一点消毒时间。

病人：我看有些人做完双眼皮之后，如果不画一点眼影的话，好像就看着特别假，这是跟手术的熟练程度或者医生的技术问题有关吗，还是怎么回事？

医生：不是这样子的。咱们做任何的美容整形外科手术，在头一个星期或者头半个月当中，看起来都会比较不自然。过了水肿期消肿之后，慢慢看起来就自然了。比如说像您的这个埋线双眼皮，大概一个星期就可以恢复得很好，可是如果您做切开式的双眼皮呢，可能要3个月才能恢复到您心里比较满意的那个状态。

病人：要等恢复期结束后才能化妆吗？

医生：埋线式的双眼皮大概术后3天就可以照常化妆。那如果是切开式双眼皮，因为要七天才拆线嘛，所以一定要等拆完线之后，过两天再化妆，这样比较好。

病人：我这个埋线的还比较幸运，可以快一点化妆。

医生：对呀，你很年轻，没有那么多松垂的皮肤，上眼皮比较薄。我觉得做这个手术最适合你了，恢复得很快，放心。

病人：埋完线的话我可能有一个担心，就是说会不会随着时间的推移，眼皮也会松弛，还有就是这个线会不会移位啊？听说好多美容手术可能过一段时间都会移位或变形。

医生：是这样的，但并不是说所有的美容整形外科手术都会变形。这个埋线双眼皮呢，有的人能挺过十几年，有的人可能一辈子都不会消失。极少数的人做完之后，过一段时间，存在消失的可能性。可是，消失了之后，我们就再做一次好了。凡是手术都有利有弊。像这种手术，虽然恢复得最快，形态在早期也最自然，可它确实存在这样一个可能消失的问题。

病人：这个是跟每个人的情况有关系吗？

医生：不是的。这种手术本身就存在这样一个问题。

病人：那可能也是随着年龄的增长，上眼皮有下垂的话，双眼皮形状就会改变吧？

医生：对，因为每个人都摆脱不了重力的影响。我们到了一定的年龄，皮肤肯定要下垂，下垂之后呢，双眼皮的形态就不会像从前那么好了。这个不论你是做埋线的，还是做切开的，都是一样的。

(2) 용어 및 표현

□ 속쌍꺼풀	□ 内双 [nèishuāng]
□ 겉쌍꺼풀	□ 外双 [wàishuāng]
□ 아이라인	□ 眼线 [yǎnxiàn]
□ 매몰법	□ 埋线法 [máixiànfǎ]
□ 절개법	□ 切开法 [qiēkāifǎ]
□ 이와 반대로	□ 反之 [fǎnzhī]
□ 일정한 규칙	□ 一定之规 [yídìngzhīguī]
□ 짝눈	□ 大小眼 [dàxiǎoyǎn]
□ 아래로 처지다	□ 下垂 [xiàchuí]
□ 개성화하다 / 맞춤으로 하다	□ 个性化 [gèxìnghuà]
□ 거즈	□ 纱布 [shābù]
□ 염증을 없애다 / 소염하다	□ 消炎 [xiāoyán]
□ 맵다	□ 辛辣 [xīnlà]
□ (병 등으로) 음식을 가리다	□ 忌口 [jìkǒu]
□ 아이섀도	□ 眼影 [yǎnyǐng]
□ 능숙하다 / 숙련되어 있다	□ 熟练 [shúliàn]
□ 붓다 / 부종	□ 水肿 [shuǐzhǒng]
□ 부기가 가라앉다	□ 消肿 [xiāozhǒng]
□ 이동하다	□ 移位 [yíwèi]
□ 버티다 / 견디다	□ 挺 [tǐng]
□ 대체로 / 모든 / 무릇	□ 凡是 [fánshì]
□ 장단점이 있다	□ 有利有弊 [yǒulìyǒubì]
□ 벗어나다 / 피하다	□ 摆脱 [bǎituō]

(3) 이해

[1] **埋线式的双眼皮**

매몰식 쌍꺼풀 수술

→ 쌍꺼풀 수술 방법 가운데 매몰법은 눈꺼풀에 피부 처짐이 없는 젊은 분이나 눈꺼풀이 얇은 분에게 적합한 수술 방법입니다. 간편하고 회복 시간이 빠르며 매우 자연스럽다는 장점이 있습니다. 그러나 지방, 근육이 과도하게 많은 눈에 매몰법을 시술 받을 경우, 쌍꺼풀이 풀릴 확률이 높아집니다.

[2] **埋线式的双眼皮呢，主要是针对上眼皮比较薄的、没有过多松垂皮肤的年轻人。**

매몰식 쌍꺼풀은 주로 윗눈꺼풀이 얇고 피부 처짐이 없는 젊은 사람들을 대상으로 합니다.

→ '针对'는 '(어떠한 사람이나 사물을) 겨냥하다, 대상으로 하다, 타깃으로 하다, ~에 맞추어, ~를 위해' 등으로 해석할 수 있습니다.

① 肉毒素瘦脸主要针对咬肌肥大。
② 这种手术主要针对患有糖尿病的肥胖患者。
③ 一项针对医生的调查结果显示，肝癌患者中仅有34%的患者可接受手术。
④ 医师针对病人病情，告知了目前可行的治疗方案。
⑤ 韩国国会通过了针对吸引外国患者的法案。
⑥ 这种产品的目标顾客是中青年女士，主要针对白领阶层。

[3] **随着时间的推移，眼皮也会松弛**

시간이 지나면서 눈꺼풀도 처지다

→ '随着'는 '~에 따라'라는 뜻으로 문장 첫머리에 쓰여서 뒤에 나오는 동작이나 행위의 조건을 나타냅니다.

① 随着年龄的增长患病率明显增高。
② 随着病人逐渐增多，现有医生已不能满足需要。
③ 随着生活水平的提高和社会的不断进步，整形美容的需求也越来越大。

3) 쁘띠성형

최근 빠르고 간편한 쁘띠성형이 각광을 받고 있습니다. 위험부담이 적고 회복시간도 빠르므로 의료관광객들이 많은 받는 시술 중 하나입니다.

(1) 실전 연습

病人：我现在发现，我的两个面颊都有一些肉长出来了，然后也有双下颌了，但是我还不想做大的手术。

医生：首先是皮肤难免有一点松弛，这样鼻唇沟就出来了，面颊下垂带动双下颌也出来了。那么我想采用一种微整形的办法，把您的鼻唇沟、面颊下垂、双下颌一次性搞定。

病人：微整形和整形有什么区别吗？

医生：区别很大呀。微整形是近几年流行的一个词语。20年前，整形时开刀的情况比较多一些，有开刀缝合技术才叫整形。那么微整形就是基本上不开刀，也不缝合。它采用注射的方法就可以把这个衰老迹象解决，我们简单称之为"微整形"。轻微一动就改变了您的形象，别人也看不出来您做过整形。您的年龄呢，又一下能年轻七八岁十几岁。这几年微整形很流行。微整形完全不用开刀，采用一种科技手段，把皮肤一次性全部提上去，可以保持五六年时间，根据下垂的程度不同会有差异。

病人：居然能维持这么久啊。

医生：您现在鼻唇沟出来了，面颊这块肉也很厚，我们采用一种特殊的针剂，让这两边的肉变薄，之后让鼻唇沟这两边很深的沟变浅，那么问题就解决了。

病人：哦，现在有这么先进呀。不知道有没有副作用，会不会影响到我上班，也不知道需要休息几天。

医生： 微整形的第二大特色就是副作用特别少，可以说几乎没有。现在好多明星都做微整形。

病人： 其实我挺关心微整形注射的都是什么东西。

医生： 微整形注射的这种原料，全世界都在用。举个例子，玻尿酸，我们每个人皮肤里都有玻尿酸。

病人： 是啊？

医生： 玻尿酸是促成胶原蛋白形成的机制。

病人： 我听说过。

医生： 所以说这玻尿酸是没有任何副作用的，人造玻尿酸已经通过了欧盟认证，所以您不用担心副作用。

病人： 做微整形以后一般需要休息吗？

医生： 微整形在无声无息中让您悄然变美。

病人： 啊，是这样子啊。

医生： 注射的时候呢，完全是无痛操作，我们给您抹上麻药，40分钟后药效发作，再过40分钟以后注射，也就是说，操作时无痛，术后也无痛。

病人： 这么好啊。

医生： 对，它是在无痛状态下操作的一种“现代整形艺术”。

病人： 那术后会不会肿呢，有没有红肿或疼痛的感觉？

医生： 微肿，也可能有一点点微痛。注射之完，先发生一些微小的变化，过一两天以后，您会发现，它开始真正起作用了，会从微小的变化演进到很大的变化。

病人： 周六做手术的话，周一能不能上班呢？

医生： 没有问题，您当天做完当天就可以上班。

病人： 哦，这样啊。

医生： 您上午做完了，下午就可以去上班，绝对不会影响工作或学习的。

(2) 용어 및 표현

□ 볼 / 뺨	□ 面颊 [miànjiá]
□ 하악 / 아래턱 ➢ 이중턱	□ 下颌 [xiàhé] ➢ 双下颌 [shuāngxiàhé]
□ 피하기 어렵다 / ~하기 마련이다	□ 难免 [nánmiǎn]
□ 늘어지다 / 처지다	□ 松弛 [sōngchí]
□ 팔자주름 / 비순구	□ 鼻唇沟 [bíchúngōu]
□ 쁘띠성형	□ 微整形 [wēizhěngxíng]
□ 해결하다 / 처리하다	□ 搞定 [gǎodìng]
□ 수술하다 / 칼을 대다	□ 开刀 [kāidāo]
□ 봉합하다 / 꿰매다	□ 缝合 [fénghé]
□ 노쇠하다 / 노화하다	□ 衰老 [shuāilǎo]
□ 현상 / 흔적 / 자취	□ 迹象 [jìxiàng]
□ 가볍다 / 약하다	□ 轻微 [qīngwēi]
□ 지키다 / 유지하다	□ 保持 [bǎochí]
□ 뜻밖에 / 놀랍게도	□ 居然 [jūrán]
□ 주사약	□ 针剂 [zhēnjì]
□ 부작용	□ 副作用 [fùzuòyòng]
□ 히알루론산	□ 玻尿酸 [bōniàosuān]
□ 콜라겐	□ 胶原蛋白 [jiāoyuándànbái]
□ 인공 / 인조	□ 人造 [rénzào]
□ 유럽연합(EU)	□ 欧盟 [ōuméng]
□ 인증	□ 认证 [rènzhèng]
□ 아무 기척도 없다 / 조용하다	□ 无声无息 [wúshēngwúxī]
□ 조용하다 / 고요하다	□ 悄然 [qiǎorán]
□ 바르다 / 칠하다	□ 抹 [mǒ]
□ 마취약 / 마취연고	□ 麻药 [máyào]

□ 약효	□ 药效 [yàoxiào]
□ (효력을) 나타내다 / 일어나다	□ 发作 [fāzuò]
□ 미묘하다 / 미세하다	□ 微小 [wēixiǎo]
□ 효과가 나타나다	□ 起作用 [qǐzuòyòng]
□ 진전하다 / 진보하다	□ 演进 [yǎnjìn]
□ 당일 / 그날	□ 当天 [dàngtiān]

(3) 이해

[1] 微整形

쁘띠성형

→ 쁘띠성형이란 피부를 절개하지 않고 필러제를 넣어 간단히 시술하는 방법을 말합니다. 시술 후에 바로 결과를 확인할 수 있고 일반 수술보다 통증이나 부기가 극히 적을 뿐 아니라 자연스러워서 최근 큰 인기를 얻고 있습니다. 또한 시술 후 부족하다고 생각되는 부위는 추가시술로 만족감을 높일 수 있고, 시술 시간과 회복 시간이 짧아 일상생활에 지장을 주지 않는 것도 매력적입니다. 그러나 쁘띠성형은 유지기간이 짧고 수술 가능 부위가 한정적이라는 단점이 있습니다.

[2] 玻尿酸

히알루론산

→ 히알루론산(hyaluronic acid)은 최근 미용업계에서 가장 각광을 받고 있는 성분입니다. 말랑한 젤리형태의 복합다당류인 히알루론산은 물 분자와 결합력이 매우 높습니다. 자기 무게의 무려 1,000배 이상의 수분을 저장해 피부 속 '수분저장탱크'로 불리기도 합니다.

히알루론산은 피부 세포 사이사이 공간에서 간격을 유지하는 역할을 하므로 주름이나 움푹 패인 피부에 볼륨을 보충하기 위한 주사, 캡슐, 화장품 등의 원료로 애용되고 있습니다.

히알루론산 성분 필러(填充剂 [tiánchōngjì]) 중에서 가장 대표적인 것은 '레스틸렌(Restylane, 瑞蓝 [ruìlán])'과 '쥬비덤(Juvederm, 乔雅登 [qiáoyǎdēng])'으로, 수명이 6~12개월로 짧다는 단점이 있지만 사람의 인체 성분과 일치해 부작용의 위험이 거의 없으므로 최근 많이 사용되고 있습니다.

[3] 胶原蛋白

콜라겐

→ 콜라겐이란 동물의 뼈, 연골, 피부, 비늘 등을 구성하는 섬유 모양의 경단백질입니다. 피부에 콜라겐이 부족하면 팽팽함을 잃어 노화가 빠르게 진행되는 것으로 알려짐에 따라 콜라겐을 이용해 만든 화장품, 식품 등이 최근 각광을 받고 있습니다.

4. 건강검진

1) 건강검진 프로그램

건강검진이란 특정한 질병의 유무를 알아내는 것으로 조기진단과 조기치료에 목적을 두고 있습니다. 특히 고혈압, 심장병, 당뇨병, 간질환, 암 등 유전과 환경, 생활습관, 스트레스와 관계가 깊은 성인병은 증세가 나타날 때까지 상당한 기간이 걸릴 뿐만 아니라 자각 증세가 나타났을 때에는 이미 원상복귀가 불가능한 경우가 많습니다. 이러한 질병을 치료 가능한 시기에 발견하여 악화되거나 다른 질병으로 진행되는 것을 막는 것이 건강검진의 주 목적입니다.

건강검진에서는 빈혈, 결핵, 고혈압, 당뇨병, 뇌혈관 질환, 간염, 만성 간질환, 암 등 발병률과 사망률이 높은 질환, 조기발견과 조기치료가 효과적인 질환, 비교적 정확한 진단이 이루어질 수 있는 질환 등을 주로 검사합니다. 우선 기초검사를 통해 가능성이 큰 특정 질환에 대해 정밀하게 검사하는 방식으로 진행됩니다.

건강검진 프로그램을 소개하는 문서를 중국어로 번역해 봅시다.

(1) 실전 연습

건강검진 프로그램

□ 검사장소 : 종합건강진단센터
□ 검사시간 : 오전 3시간 내외(정밀검사 7~8시간)
□ 검사비용 : 80만 원~500만 원
□ 본 병원 건강검진의 장점
• 관광(전통문화, 자연, 한류 드라마 촬영장 등)과 병행 가능
• 서울의 건강검진 프로그램보다 저렴한 가격
(동일 수준 검사의 60~70% 수준)
• 빠른 결과 보고(검진 다음날)
□ 건강검진 코스 소개(※ 고객의 요청에 따라 맞춤형 프로그램 가능)
▷ 기본 건강검진 코스
• 각종 성인병과 암을 조기 발견하기 위한 기본 check up 프로그램
• 프로그램 구성

- 진찰, 혈압, 흉부촬영, 위내시경, 폐기능검사, 복부초음파, 심전도, 영양상담, 소변검사, 대변검사, 체지방분석, 혈관탄성도검사, 안저(안압)검사, 청력검사, 신체계측, 각종 혈액검사 70여 가지, 자궁경부암검사(여성), 유방암검사(여성), 전문의 결과 상담

▷ PET-CT 코스

- PET-CT 촬영을 통해 한 번에 양성 및 악성 종양을 감별하여 암 조기 발견
- MRI, CT, 초음파검사 등을 병행하여 성인병 및 각종 질병 발견
- 병원 특실 제공 : 1박 2일 검사(일부 검사 조정으로 1일 검사 가능)
- 프로그램 구성
  - 전신 PET-CT, 심장초음파, 심장운동부하검사, 뇌 MR, 자기공명혈관조영술(MRA), 골밀도검사, 인슐린분비능력검사, 대장암검사, 수면위내시경, 전신뼈 동위원소검사, 복부+골반 CT, 객담 암세포검사, 결핵균 염색 도말검사, 갑상선초음파, 경동맥초음파, 기본건강검진

▷ 장기별 정밀진단 프로그램

신체 장기별로 고객의 가족력과 질환 발생 위험도에 따라 세분화된 건강진단 프로그램으로서 심장, 소화기, 뇌, 여성, 폐, 척추, 갑상선 등에 대한 정밀진단 프로그램

- 심장 정밀 코스
  - 심근경색, 협심증을 포함한 허혈성 심장질환, 심부전, 심장판막질환 등 심장병 관련 질환에 대한 정밀진단
- 소화기 정밀 코스
  - 소화기계 질병에 대한 가족력이나 증상이 있는 경우 포괄적인 소화기 진단
  - 소화기 계통에서 호발하는 위암, 간암, 담낭암, 췌장암, 대장암 등의 정밀검진 및 관련 질환에 대한 조기진단
- 뇌 정밀 코스
  - 뇌졸중의 조기진단과 예방 및 뇌혈관 기형, 뇌종양, 파킨슨병 등 뇌질환에 대한 정밀진단
- 여성 정밀 코스
  - 여성에게 많이 나타나는 난소종양, 자궁근종, 골다공증, 유방암, 갑상선암 등 여성 관련 질환에 대한 정밀진단
- 폐 정밀 코스
  - 폐암의 조기진단과 폐결핵, 각종 만성 폐질환을 위한 정밀진단
- 척추 정밀 코스
  - 디스크 등 척추 관련 질환의 조기발견
- 갑상선 정밀 코스
  - 최근 암 발생 증가율 1위의 암으로 조기 정밀검진

(2) 용어 및 표현

□ 프로그램	□ 项目 [xiàngmù]
□ 촬영지	□ 拍摄地 [pāishèdì]
□ 성인병	□ 成人病 [chéngrénbìng]
□ 흉부 엑스레이	□ 胸透 [xiōngtòu]
□ 위내시경 ➢ 수면 위내시경	□ 胃镜 [wèijìng] ➢ 无痛胃镜 [wútòngwèijìng]
□ 복부 초음파	□ 腹部B超 [fùbù-B-chāo]
□ 상담	□ 咨询 [zīxún]
□ 체지방	□ 体脂肪 [tǐzhīfáng]
□ 안저	□ 眼底 [yǎndǐ]
□ 안압	□ 眼压 [yǎnyā]
□ 유방암	□ 乳腺癌 [rǔxiànái]
□ 종양	□ 肿瘤 [zhǒngliú]
□ 감별하다	□ 鉴别 [jiànbié]
□ (병원) 특실	□ 豪华病房 [háohuábìngfáng]
□ 1박 2일	□ 两天一夜 [liǎngtiānyíyè]
□ 인슐린	□ 胰岛素 [yídǎosù]
□ 골반	□ 骨盆 [gǔpén]
□ 갑상선	□ 甲状腺 [jiǎzhuàngxiàn]
□ 경동맥	□ 颈动脉 [jǐngdòngmài]
□ 가족력	□ 家族史 [jiāzúshǐ]
□ 심근경색	□ 心肌梗塞 [xīnjīgěngsè]
□ 협심증	□ 心绞痛 [xīnjiǎotòng]
□ 허혈성 심장질환	□ 缺血性心脏病 [quēxuèxìngxīnzàngbìng]
□ 심부전	□ 心力衰竭 [xīnlìshuāijié]
□ 판막	□ 瓣膜 [bànmó]

□ 간암	□ 肝癌 [gān'ái]
□ 담낭암	□ 胆囊癌 [dǎnnáng'ái]
□ 췌장암	□ 胰腺癌 [yíxiàn'ái]
□ 뇌졸중	□ 脑中风 [nǎozhòngfēng]
□ 기형	□ 畸形 [jīxíng]
□ 파킨슨병	□ 帕金森病 [pàjīnsēnbìng]
□ 난소	□ 卵巢 [luǎncháo]
□ 자궁근종	□ 子宫肌瘤 [zǐgōngjīliú]
□ 골다공증	□ 骨质疏松症 [gǔzhìshūsōngzhèng]
□ 폐암	□ 肺癌 [fèiái]
□ 폐결핵	□ 肺结核 [fèijiéhé]
□ 척추	□ 脊椎 [jǐzhuī]
□ 디스크	□ 椎间盘 [zhuījiānpán]

(3) 이해

[1] CT

→ CT(Computed Tomography, 컴퓨터 단층촬영)는 일반 촬영으로 나타낼 수 없는 인체의 단층영상을 기록하여 나타내는 장치입니다. CT는 X선 발생장치가 있는 원형의 큰 기계에 들어가서 촬영하며 일반 X선 촬영보다 구조물 및 병변을 좀 더 명확히 볼 수 있는 장점이 있습니다. 대부분의 장기 및 질환에서 병변이 의심되고 정밀검사를 시행해야 할 필요가 있을 때 기본적으로 시행하는 검사법입니다.

[2] MRI

→ MRI(Magnetic Resonance Imaging, 자기공명영상)는 자기장을 발생하는 커다란 자석통 속에 들어가 인체의 단층영상을 얻는 검사 방법입니다. 단층영상을 얻는다는 점에서 MRI와 CT는 공통점이 있지만, CT는 X선을 이용하여 영상을 얻고, MRI는 자기장 내에서 고주파를 전사하여 영상을 획득한다는 차이점이 있습니다. 또한, CT는 MRI보다 검사비가 싸고, 검사 시간이 짧은 장점이 있는 반면, MRI는 CT에 비하여 인체에 해가 없고, 연조직의 표현력 및 대조도가 뛰어납니다.

[3] PET-CT

→ PET-CT는 최근 '암 정복'에 크게 기여하고 있는 기기입니다. PET(양전자 단층촬영)와 CT(컴퓨터 단층촬영)를 하나로 결합해 만든 장비로, 두 장비의 장점을 살려 진단의 정확도를 높인 장비입니다. PET는 양전자를 방출하는 동위원소가 함유된 물질을 환자에게 주사한 후 외부 스캐너 장비를 이용해 환자의 종양이 양성인지 악성인지, 또 치료 효과는 어느 정도인지 등을 판단할 수 있는 기기인데, 몸에서 일어나는 현상을 보여 줄 수 있지만 정확히 어떤 부위에 얼마나 큰 종양이 있는지를 알아내는 데는 취약합니다. 이에 반해 CT는 장기, 뼈, 혈관 등 인체조직의 위치와 생김새를 정밀하게 보여 주는데, 이러한 CT의 영상과 PET의 영상을 하나로 융합하면서 암세포의 위치를 정확하게 잡아낼 수 있게 되었습니다.

[4] 허혈성 심장질환

→ 허혈성 심장질환은 협심증, 심근경색, 급사(심장 돌연사) 등 관상동맥질환을 뜻합니다. 심장에 혈액을 공급해 주는 혈관을 관상동맥(coronary artery)이라고 하는데, 이러한 관상

동맥이 좁아지거나 막히게 되어 심장근육에 충분한 혈액 공급이 이루어지지 못할 때 나타나는 질환입니다.

2) 검사 순서

환자가 검사를 받을 때는 사전에 주의사항을 충분히 알려야 합니다. 다음 이야기를 듣고 주의사항 설명의 중요성에 대해 생각해 봅시다.

(1) 실전 연습

▶ 如何科学安排检查的顺序

小芳来城里打工有一段时间了，平时省吃俭用的，有点小病从不到医院去看。最近腰酸得厉害，站也不是，坐也不是，实在挺不过去了，才下定决心到医院去。妇科医生为她开了一系列检查单：血常规、尿常规、宫颈刮片、B超等等。医生说："你先去做这些检查吧，检查结束后，再回来看。"小芳拿着一叠单子犯晕了：该先检查哪一张？

小芳来到B超室门口排队的人很多，她想还是先去做其他检查吧。血、尿常规都查完了，她又来到B超室，医生问："您没有憋小便？"小芳回答说："没有呀，为什么要憋小便？"医生说："做妇科B超要憋小便的，您不知道啊？""我刚才还去化验小便，早知道我就先做B超检查了。"小芳不满地说。"现在B超不能做，你先去喝点水，憋足小便再来吧。"医生无奈地说。"那要等到什么时候？"小芳想，看病怎么这么复杂啊？

(来源：于莹(2007),《医患沟通手册》，上海科学技术出版社，pp.29-30)

(2) 용어 및 표현

□ 아껴 먹고 아껴 쓰다	□ 省吃俭用 [shěngchījiǎnyòng]
□ 허리가 시큰거리다	□ 腰酸 [yāosuān]
□ 억지로 버티다 / 견디다 / 참다	□ 挺 [tǐng]
□ (서류를) 작성하다 / 쓰다	□ 开 [kāi]
□ 부인과	□ 妇科 [fùkē]
□ 일반혈액검사	□ 血常规 [xuèchángguī]
□ 일반소변검사	□ 尿常规 [niàochángguī]
□ 자궁경부암검사 ➢ 자궁경부암	□ 宫颈刮片 [gōngjǐngguāpiàn] ➢ 宫颈癌 [gōngjǐngái]
□ 초음파검사	□ B超 [B-chāo]
□ 초음파검사실	□ B超室 [B-chāoshì]
□ (양사) 다발 / 뭉치 / 묶음	□ 叠 [dié]
□ 눈앞이 깜깜하다 / 까마득하다	□ 犯晕 [fànyūn]
□ 참다 ➢ 소변을 참다	□ 憋 [biē] ➢ 憋小便 [biēxiǎobiàn]
□ (화학) 검사를 하다 ➢ 소변검사를 하다	□ 化验 [huàyàn] ➢ 化验小便 [huàyàn xiǎobiàn]

(3) 이해

[1] 站也不是, 坐也不是

서지도 앉지도 못하다

→ 'A也不是, B也不是'는 구어에서 많이 쓰이는 구문으로, 'A 하지도 못하고, B 하지도 못한다'라는 뜻입니다. A와 B에는 주로 의미가 상반된 동사가 오며 화자가 이러지도 저러지도 못하는 진퇴양난의 상황에 빠져 있음을 나타냅니다. 비슷한 구문으로 'A也不是, 不A也不是'이 있으며 'A 하자니 그렇고, A 안 하자니 그것도 그렇다'라는 이럴 수도 저럴 수도 없는 어정쩡한 상황이나 난처한 심정을 나타냅니다.

① 看到她狼狈的样子, 我哭也不是, 笑也不是。
② 因"禁摩"使老百姓的电动摩托车窝在手里, 开也不是, 扔也不是, 左右为难。
③ 我简直难为极了, 走也不是, 不走也不是。

[2] 实在挺不过去了

정말이지 더는 참을 수가 없다

→ '동사+不过去'는 '더는/차마 (동사)할 수 없다'라는 의미로 '不过去'는 동사 뒤에 쓰여 계속 진행할 수 없음을 나타냅니다. 관용적인 표현으로 '说不过去(말이 안 된다 / 이치에 어긋나다 / 논리적이지 않다)', '看不过去(못 봐주겠다 / 참을 수 없다)' 등이 있습니다.

① 很多人实在忍不过去了去看病。
② 三名壮汉殴打出租车司机, 一名路人看不过去说了两句也被打。
③ 工作几年了犯初学者的错误实在是说不过去, 只能归结为态度问题。

[3] 妇科医生为她开了一系列检查单

부인과 의사는 그녀에게 각종 검사서를 발급해 주었다

→ 여기서 '开'는 '写', '填写'의 의미로 '(어떠한 서류를) 쓰다, 작성하다'라는 뜻입니다.

① 您先做个大便常规检查, 再验验血把。我给您开化验单。
② 我给您打一针, 开三天的药。
③ 他在没有取得医生职业资格的情况下, 给病人进行开处方、打针等诊疗活动。

[4] 宫颈刮片

자궁경부암검사

→ '자궁경부암(宫颈癌 [gōngjǐngái])'은 '자궁목암'이라고도 하며, 자궁의 입구라고 할 수 있는 자궁경부에 발생하는 암입니다. 우리가 흔히 '자궁암'으로 부르는 질환이 대개 자궁경부암이며 유방암(乳腺癌 [rǔxiànái]), 난소암(卵巢癌 [luǎncháoái])과 함께 여성 3대 암 중 하나로 꼽힙니다. 자궁경부암은 '후진국형 암'으로 불릴 정도로 선진국보다 개발도상국에서 발병률이 높은데, 자궁경부암의 75~80% 정도가 개발도상국에서 발생합니다.

자궁경부암 초기에는 대부분 증상도, 통증도 없어서 검사를 받고 나서야 감염 여부를 알게 되는 경우가 많습니다. 따라서 그만큼 검진과 예방이 중요합니다.

[5] B超

초음파검사

→ 'B超'는 'B型超声波检查(B모드 초음파 검사)'의 약어로, 'B모드 초음파 검사'는 여러 가지 초음파 검사법 및 기술 가운데 가장 보편적이고 간단한 방식입니다. 본문에서의 우리말 해석은 'B모드'를 생략하고 '초음파(검사)' 정도로만 해도 무방합니다.

중국어에서는 이처럼 전문용어의 길이가 길 때 사용의 편의성을 위해서 약어를 사용하는 경우가 많습니다. 의학용어에서 자주 사용되는 약어를 살펴봅시다.

본말	약어	우리말 의미
胸部X光透视 [xiōngbù-X-guāngtòushì]	胸透 [xiōngtòu]	흉부 엑스레이
物理治疗 [wùlǐzhìliáo]	理疗 [lǐliáo]	물리치료
放射治疗 [fàngshèzhìliáo]	放疗 [fàngliáo]	방사선치료
人工流产 [réngōngliúchǎn]	人流 [rénliú]	인공유산 / 낙태
非典型性肺炎 [fēidiǎnxíngxìngfèiyán]	非典 [fēidiǎn]	중증 급성 호흡기 증후군 / 사스(SARS)
心肌梗死 = 心肌梗塞 [xīnjīgěngsǐ] [xīnjīgěngsè]	心梗 [xīngěng]	심근경색
流行性感冒 [liúxíngxìnggǎnmào]	流感 [liúgǎn]	유행성감기 / 인플루엔자

본말	약어	우리말 의미
甲型H1N1流感 [jiǎxíng-H1N1-liúgǎn]	甲流 [jiǎliú]	신종 인플루엔자 A(H1N1) / 신종플루
甲型病毒性肝炎 [jiǎxíngbìngdúxìnggānyán]	甲型肝炎 [jiǎxínggānyán] 甲肝 [jiǎgān]	A형 (전염성) 간염
乙型病毒性肝炎 [yǐxíngbìngdúxìnggānyán]	乙型肝炎 [yǐxínggānyán] 乙肝 [yǐgān]	B형 (전염성) 간염
丙型病毒性肝炎 [bǐngxíngbìngdúxìnggānyán]	丙型肝炎 [bǐngxínggānyán] 丙肝 [bǐnggān]	C형 (전염성) 간염
流行性乙型脑炎 [liúxíngxìngyǐxíngnǎoyán]	乙脑 [yǐnǎo]	유행성 B형 뇌염 / 일본 뇌염

[6] **做妇科B超要憋小便的，您不知道啊？**

부인과 초음파검사는 소변을 참으셔야 합니다. 모르셨어요?

→ 부인과 초음파검사는 자궁의 근종, 난소의 물혹, 종양 등 부인과 질환의 발견 및 진단에 유용합니다. 시행 방법에 따라, 복부를 통해서 시행하는 '경복부 초음파검사'와 질을 통해서 시행하는 '경질 초음파검사'로 나눌 수 있습니다.

경복부로 여성 초음파검사를 받을 때는 소변을 충분히 참아야 합니다. 개인차가 있지만, 요의(尿意)가 심하게 느껴지나 10~20분 정도는 참을 수 있을 것 같은 느낌일 때 검사하는 것이 좋습니다.

경질 초음파검사는 특별히 준비할 것이 없지만 성 경험이 없는 여성에서는 시행할 수 없고, 생리가 심할 때에는 피하는 것이 좋습니다. 질을 통하여 검사하므로 검사 방법에 대해 충분히 설명을 듣고 검사를 받아야 합니다.

3) 타이완 '건강검진' 관광

최근 타이완에서도 중국 본토의 의료관광객을 유치하기 위해 심혈을 기울이고 있습니다. 타이완은 동일한 언어 및 문화, 지리적 이점, 우수한 의료기술, 저렴한 비용 등을 이용해 유치전략을 펴며 한국의 경쟁국으로 떠오르고 있습니다. 특히 최근 타이완 정부가 정책적으로 중국인의 자유여행을 허용함에 따라 의료관광객 수도 크게 늘고 있습니다. 관련 뉴스를 통해 타이완의 의료관광 현황을 살펴봅시다.

(1) 실전 연습

▶ 台湾个人游 : "健康体检" 逐渐升温

随着大陆游客自由行的展开，很多去台湾旅游的游客都会顺便到医院做体检，这也是台湾旅游业界针对大陆"个人游"推出的台湾深度游项目，让大陆游客在观光之余，也可以体验台湾的医疗服务。

这里是台北新光医院的健康体检中心，今天这里迎来了一对儿来自上海的父子，他们是28号开启的大陆赴台"个人游"首批游客，85岁的王德基老人说，这次来台湾主要是完成自己的一个心愿。

王首说，父亲今年85岁了，有过脑中风的病史，听说台湾的体检机构设备和服务都不错，就顺便过来检查一下。今天他们选择了三项检查，包括12项血液检查，超声心动图检查以及256排螺旋CT心血管造影检查。

经过四十分钟的检查后，工作人员还会及时送上一份精美的营养餐，营养餐由体检中心的营养师调制，热量控制在700到750卡以内，不光看着好看，味道也还不错，而台湾体检机构的人性化服务更是给王德基父子留下了深刻印象。

据了解，王先生父子所做的检查，每人需花费人民币三千六百元，同大陆的体检机构相比，台湾相关行业的性价比具有很大的竞争力。

(来源：中国网络电视台 2011年07月01日，有删改)

(2) 용어 및 표현

□ 개인여행	□ 个人游 [gèrényóu]
□ 건강검진 / 신체검사 ➢ 건강검진을 하다	□ 体检 [tǐjiǎn] ➢ 做体检 [zuò tǐjiǎn]
□ 열기를 더하다 / 활발해지다 ➢ 열기가 식다 / 약해지다	□ 升温 [shēngwēn] ➢ 降温 [jiàngwēn]
□ 자유여행 (교통편과 숙소 지정) ➢ 자유여행 / 배낭여행 ➢ 단체여행 / 패키지여행	□ 自由行 [zìyóuxíng] ➢ 自助游 [zìzhùyóu] ➢ 跟团游 [gēntuányóu]
□ 테마여행	□ 深度游 [shēndùyóu]
□ 건강검진센터	□ 健康体检中心 [jiànkāngtǐjiǎnzhōngxīn]
□ 시작하다 / 열다	□ 开启 [kāiqǐ]
□ (~로) 가다 / 향하다	□ 赴 [fù]
□ 뇌졸중	□ 脑中风 [nǎozhòngfēng]
□ 병력	□ 病史 [bìngshǐ]
□ 혈액검사	□ 血液检查 [xuèyèjiǎnchá]
□ 심장초음파검사	□ 超声心动图检查 [chāoshēngxīndòngtújiǎnchá]
□ 256채널 MDCT	□ 256排螺旋CT [256-pái luóxuán-CT]
□ 심혈관조영술	□ 心血管造影检查 [xīnxuèguǎnzàoyǐngjiǎnchá]
□ 영양식단 / 영양식	□ 营养餐 [yíngyǎngcān]
□ 영양사	□ 营养师 [yíngyǎngshī]
□ 조제하다 / 배합하여 만들다	□ 调制 [tiáozhì]
□ 열량	□ 热量 [rèliàng]
□ 칼로리	□ 卡 [kǎ] = 卡路里 [kǎlùlǐ]
□ 가격 대 성능비	□ 性价比 [xìngjiàbǐ]

(3) 이해

[1] 自由行

자유여행

→ '自由行'은 진정한 의미의 자유여행은 아니고, 관광객이 여행사를 통해 항공권과 호텔 등을 예약하되 현지에서는 가이드 없이 자유롭게 여행하는 방식을 뜻합니다. 참고로 관광객 스스로 일정을 짜고, 교통편과 숙박 장소를 예약하는 자유여행은 '自助游'라고 합니다.

[2] 深度游

테마관광

→ '深度游'는 기존의 '수박 겉핥기'식 여행과는 달리, 뚜렷한 목적을 가지고 특정 테마와 관련해 심도 있고 집중적으로 관광하고 체험하는 방식을 뜻합니다.

[3] 超声心动图检查

심장 초음파검사

→ 심장 초음파검사는 초음파(超声波 [chāoshēngbō])를 이용하여 심장의 구조와 기능을 알아보는 비침습적 검사(无创性检查 [wúchuāngxìng jiǎnchá])입니다. 본 검사를 이용해 심방 및 심실의 크기와 상태, 혈류의 움직이는 양과 속도, 판막의 움직임 등을 알 수 있습니다. 관상동맥질환, 심근경색, 심부전, 심장비대, 선천성 심장질환, 심근질환 등이 있거나 심장 구조에 문제가 있는 환자에게 광범위하게 사용됩니다.

[4] 256排螺旋CT(MDCT)

256채널 MDCT

→ MDCT(Multi-Detector CT)는 기존의 CT와 달리 수초간의 검사로 한 번에 많은 양의 정보를 얻어내어 훨씬 더 선명한 고정밀의 동영상을 구현할 수 있습니다. 채널 수가 많을수록 한 번에 여러 개의 영상을 얻을 수 있어 정확하고 정밀한 검사가 가능하며 검사에 소요되는 시간을 줄일 수 있습니다.

컴퓨터가 한 가지 일만 하는 '도스 시스템'에서 여러 작업을 동시에 할 수 있는 '윈도우 시스템'으로 바뀌었듯이, CT도 한 번의 X레이 투사로 한 단면만 찍을 수 있던 '단일검출 시스템'에서 한 번에 여러 개의 단면을 찍을 수 있는 '다중검출 시스템'으로 바뀌게 된 것입니다.

MDCT를 이용하면 기존의 CT로는 검사할 수 없었던 심장과 대장의 검사도 가능하며 뇌, 폐, 복부장기, 근골격계 질환의 진단에 매우 유용하게 사용됩니다.

[5] **造影检查**

조영검사

→ '조영검사(造影检查)'란 '조영제(造影剂 [zàoyǐngjì])'라는 약품을 복용하거나 주사하여 인체 내부를 검사하는 진단 방법입니다. 조영제는 CT 촬영, X레이 촬영과 같은 방사선 검사 시에 조직이나 혈관을 잘 볼 수 있도록 해주는 약품입니다. 쉽게 말해 마치 물감과 같은 것으로, 조영제를 투입하면 혈관과 장기의 구분이 뚜렷이 돼서 진단이 용이해집니다.

[6] **心血管造影检查**

심혈관조영검사

→ 심혈관조영술은 관상동맥조영술 또는 관상동맥확장술이라고도 합니다. 피부를 절개하지 않고 가느다란 특수 플라스틱 관(지름 2~3mm, 길이 약 1m)을 삽입하여 조영제를 주입하고 관찰하면서 X선 촬영을 하여 심장 형태의 변화, 심실과 판막 운동, 혈액의 역류 상태를 조사하는 검사입니다.

[7] **营养餐由体检中心的营养师调制**

영양식은 건강검진센터의 영양사가 만든 것이다

→ 여기서 '由'는 '~가/이'라는 뜻으로 행위의 주체를 이끌어내는 개사(介词)입니다.

① 就诊卡须由您本人保管。
② 葬礼的一切形式、程序和费用均由家属决定。
③ 我想问，做激光脱毛是由医生还是由护士来做？
④ 本院实行无陪护病房，洗脸、梳头等都由护士来做，让患者家属松了一口气。

[8] **同大陆的体检机构相比，台湾相关行业的性价比具有很大的竞争力**

중국 본토의 건강검진센터와 비교해 볼 때 타이완 관련 업계의 가격 대 성능비는 경쟁력이 매우 크다

→ '同 (与/和/跟) ~相比'는 '~와/과 비교하여'라는 뜻으로 비교의 의미를 나타냅니다.

① 与首次检查相比，检查结果比较理想。

② 和女儿相比，爸爸的病情更危急，他在车祸中给撞伤了内脏。

③ 近年来，虽然来韩国就医观光的外国人逐年增加，但与其他国家相比差距仍很大。

④ 与泰国或新加坡等竞争国家相比，韩国手术的性价比较高，部分手术的费用只需新加坡或泰国的50%。

⑤ 跟同类产品相比，定价并不高，价格上很具有竞争力。

5. 행사 · 홍보

1) 행사 일정표

국제 행사를 개최하기 위해서는 사전에 행사 계획표 및 일정표를 제작하고, 번역 작업을 해야 합니다. 행사 일정표에 자주 쓰이는 표현의 쓰임새를 알아보고 중국어로 번역해 봅시다.

(1) 실전 연습

의료관광설명회 개최 계획

□ 행사개요

- 기간 : 2010. 6. 24(목)~6. 29(화)
- 장소 : 중국 베이징
- 참가 : 11명
- 주요 행사 내용
  ① 2010 베이징국제관광박람회 참가
  - 기간 : 2010. 6. 25(금)~6. 27(일)
  - 참가 : 한국관(한국관광공사 주관) 내 강원도 관광마케팅사업단과 공동부스($2\times9m^2$) 운영, 홍보 추진

  ② 강원도 의료관광설명회 개최
  - 일자 : 6. 25(금)
  - 행사내용 : 유치업체 대상 미니 트래블 마트, 홍보 동영상 상영, 강원도 의료관광 상품 소개 등

□ 세부행사계획

- 행사명 : 2010 베이징국제관광박람회(Beijing International Tourism Expo 2010)
- 기간 : 2010. 6. 25~6. 27
- 장소 : 中國國際展覽中心
- 주관 : 싱가포르 CEMS
- 주최 : 베이징시 여유국
- 규모 : 82개국 참가, 12만 명 관람(09년 기준)
- 행사성격 : 베이징시 여유국의 지원 하에 개최되는 베이징 유일의 정기 관광박람회

1 2010 베이징국제관광박람회 참가

- 참가배경 : 공식적인 의료관광 홍보 · 마케팅이 어려운 중국의 시장여건을 감안, 관광박람회와 연계한 홍보 판촉이 주효할 것으로 판단
- 내용 : 강원도 의료관광 홍보부스 운영, 홍보판촉 수행
  - 의료관광 등 이미지 포함 관광공사에서 일괄 디자인
    ⇒ 관광 및 의료서비스 사진 旣송부, 추후 디자인 확정
  - 통역안내원 배치, 병원관계자 및 유치업체 홍보 활동 참가
- 준비추진사항
  - 의료관광 특화상품 홍보물 및 기념품 등 제작
  - 의료관광 브로슈어 등 홍보물품 발송 등

2 강원도 의료관광설명회

- 행사개요
  - 일시 : 6. 25(금), 18:00~21:00(3시간)
  - 장소 : 베이징 시내 호텔
  - 규모 : 100명 내외
  - 진행순서

시간	소요 시간	진행 내용	비고
계	**120분**		
18:00~19:00	60	현지 업체 대상 미니 트래블 마트	▸ 칵테일 리셉션
19:00~19:05	5	주요 인사 입장, 진행안내	▸ 사회자
19:05~19:10	5	강원도의료관광센터장 인사말씀	
19:10~19:15	5	현지인사 축사	▸ 관광공사지사장
19:15~19:20	5	참가자 소개	
19:20~19:25	5	의료관광 홍보 동영상 상영	
19:25~20:00	35	의료관광 상품소개 및 질의응답	▸ 설명 : 한국어→중국어(통역)
20:00~20:55	55	건배 제의 및 만찬	▸ 건배 : 현지인사
20:55~21:00	5	인사말씀 및 폐회	

- 준비추진사항
  - 행사참가자 확정, 숙박 및 교통편 예약 등
  - 의료관광 특화상품 소개책자, 기념품, PT 자료 등 제작
  - 행사 플래카드, X-배너, 명패, 배지 등 제작
  - 행사진행 시나리오, 인사말씀, 보도자료 등 준비, 번역 등

(2) 용어 및 표현

□ 개최하다	□ 举行 [jǔxíng] / 举办 [jǔbàn] / 召开 [zhàokāi]
□ 행사	□ 活动 [huódòng]
□ 장소	□ 地点 [dìdiǎn]
□ 박람회	□ 博览会 [bólǎnhuì]
□ 주관	□ 承办 [chéngbàn]
□ 주최	□ 主办 [zhǔbàn]
□ 마케팅	□ 营销 [yíngxiāo]
□ (전시) 부스	□ 展台 [zhǎntái]
□ 홍보	□ 宣传 [xuānchuán]
□ 트래블 마트	□ 旅游交易会 [lǚyóujiāoyìhuì]
□ 동영상	□ 视频 [shìpín]
□ 방영하다	□ 播放 [bōfàng]
□ 관람하다 / 참관하다	□ 参观 [cānguān]
□ 지원하다	□ 支持 [zhīchí]
□ ~을 감안하여	□ 鉴于 [jiànyú]
□ 판촉하다	□ 促销 [cùxiāo]
□ 디자인(하다) / 설계(하다)	□ 设计 [shèjì]
□ 전송하다	□ 传送 [chuánsòng]
□ 배치하다 / 안배하다	□ 安排 [ānpái]
□ 발송하다	□ 发送 [fāsòng]
□ 브로슈어	□ 宣传小册 [xuānchuánxiǎocè]
□ 칵테일	□ 鸡尾酒 [jīwěijiǔ]
□ 리셉션	□ 招待会 [zhāodàihuì]
□ 사회자	□ 主持人 [zhǔchírén]
□ 센터장	□ 中心主任 [zhōngxīnzhǔrèn]
□ (행사에서) 인사말(을 하다)	□ 致词 [zhìcí]

□ 축사 ➢ 축사를 하다	□ 贺词 [hècí] ➢ 致贺词 [zhìhècí]
□ 질의응답	□ 问答 [wèndá]
□ 건배 제의	□ 敬酒 [jìngjiǔ]
□ 만찬	□ 晚宴 [wǎnyàn]
□ 폐회	□ 闭会 [bìhuì]
□ 기념품	□ 纪念品 [jìniànpǐn]
□ 프레젠테이션(하다)	□ 演示 [yǎnshì]
□ 플래카드 / 현수막	□ 横幅 [héngfú]
□ X-배너	□ X展架 [X-zhǎnjià]
□ 명패 / 명찰	□ 名牌 [míngpái]
□ 배지 / (가슴에 다는) 명패	□ 胸牌 [xiōngpái] / 胸卡 [xiōngkǎ]
□ (행사) 시나리오 ➢ (영화) 시나리오 / 각본	□ 主持稿 [zhǔchígǎo] ➢ 电影剧本 [diànyǐngjùběn]

(3) 이해

[1] 주최 : 베이징시 여유국 / 주관 : 싱가포르 CEMS

主办 : 北京市旅游局 / 承办 : 新加坡CEMS

→ 행사를 '주최'하는 것과 '주관'하는 것은 어떠한 차이가 있을까요?

'주최(主办 [zhǔbàn])'는 어떤 행사를 기획하고 최종 책임을 지는 것을 말하고, '주관(承办 [chéngbàn])'은 행사에서 실질적인 업무와 세부적인 일을 수행하는 것을 뜻합니다. 한 기관이 주최와 주관을 겸하는 경우도 많습니다.

본문에서 '베이징국제관광박람회'라는 행사는 베이징시 여유국(관광국)이 주최하고, 싱가포르 전시컨벤션서비스(CEMS)가 주관을 합니다. 즉, 정부 기관인 베이징시 여유국은 베이징국제관광박람회라는 행사를 기획하고 이에 대한 최종 책임을 집니다. 베이징시 여유국은 이와 유사한 행사를 많이 개최하므로 세부적인 일까지 모두 담당하기 어려우므로 전시전문업체인 싱가포르 CEMS에서 박람회와 관련한 실질적인 업무를 맡게 됩니다.

주최, 주관과 더불어 후원과 협찬의 차이를 알아봅시다. 후원(协办 [xiébàn])은 행사 주체가 행사의 공공성, 공익성, 신뢰성 등을 확보하기 위해 행사취지에 맞는 공공기관에 요청하여 지원받는 것을 뜻합니다. 이에 반해 협찬(赞助 [zànzhù])은 주로 기업, 단체 등에서 행사에 재정적인 지원을 하는 것을 말합니다.

① 本次活动由中国国家能源局和美国能源部联合主办，北京大学承办。

② 论坛和洽谈会每年举办一次，按照"共同主办，轮流承办"的原则，下届会议将由海南省人民政府承办。

③ 本次大赛由保时捷中国主办，渣打银行赞助，厦门保时捷中心共同协办。

④ 本次大赛由罗浮宫家居集团主办，广东钢琴学会协办。为保证此次大赛的公益性与公平性，主办方不接受任何形式的商业赞助。

[2] 강원도 의료관광 홍보부스 운영

设置江原道医疗旅游宣传展台

→ '운영'이라는 표현은 한자어이기 때문에 그대로 '运营'이라고 번역하기 쉽습니다. 그러나 번역은 단어 하나하나를 옮기는 것이 아니라 문장, 나아가 텍스트를 옮기는 것입니다. 따라서 주변의 다른 표현들과 잘 어울리는지 확인을 한 후 표현을 결정해야 합니다.

어떤 언어 내에서 특정한 뜻을 나타낼 때 흔히 함께 쓰이는 단어들의 결합을 '연어(搭

配 [dāpèi], collocation)'라고 합니다. 그런데 연어는 해당 언어권에서 관습적으로 사용되는 것이기 때문에 논리적으로 따져서 판단하기 어렵습니다. 따라서 평소에 의식적으로 연어를 잘 정리해 두고, 익숙해지도록 외워야 합니다.

❖ 다음 문장을 중국어로 번역해 봅시다.

① 병원 운영에 대한 압박이 커지고 있다.
② 현재 병원 홈페이지는 시험운영 단계에 있다.
③ 나는 마이크로소프트 최신 운영체제(OS)를 설치했다.
④ 대학 졸업 후 그는 베이징에서 커피숍을 운영하고 있다.

[3] 기념품

纪念品

→ 중국 속담에 "礼轻情意重 [lǐqīngqíngyìzhòng] (선물은 보잘것없지만, 그 성의는 깊다)"라는 말이 있습니다. 중국 사람들은 선물(送礼 [sònglǐ])을 통해 감정을 나누는 것을 중시하며 마음을 담은 선물은 서로의 거리를 더욱 가깝게 합니다. 따라서 행사를 개최하거나 기관을 방문했을 때는 소정의 기념품을 선물하여 상대방에 대한 감사나 존경의 마음을 표현하는 것이 좋습니다. 단, 기념품은 비싸지 않은 물건으로 준비하여 참석자에게 모두 전달하는 것이 보통입니다. 또한 선물을 붉은색 계열로 포장하는 것이 좋습니다. 선물을 건넬 때 하는 인사말을 알아봅시다.

① 为了答谢, 我们准备了小礼物, 请收下。
② 这是我们准备的一些小礼物, 请您收下。
③ 一点小意思, 不成敬意。
④ 这只是一点小小的心意, 不成敬意, 请笑纳。
⑤ 为了向您表示感谢, 我代表我们医院向您赠送一点儿纪念品, 给您做个留念, 请收下。

[4] 개최하다

→ 어떠한 행사나 모임을 특정 장소에서 여는 것을 '개최하다'라고 합니다. 중국어로는 '举行, 举办, 召开' 등으로 말할 수 있는데, 각각의 쓰임새가 조금씩 다릅니다.

우선 '举行'과 '举办'을 비교해 보면, '举行'은 주로 '比赛(대회), 典礼(의식), 集会(집회),

会谈(회담)' 등 대형 행사가 목적어로 옵니다. 반면, '举办'은 주로 '会议(회의), 展览(전람회), 讲座(강좌), 学习班(학습반)' 등 소형 행사가 목적어로 옵니다. 또한 '举行'은 주어로 사람, 단체, 장소, 시간, 행사 등이 모두 가능한 데 반해, '举办'은 주어로 주로 사람, 단체 등 행사를 조직하고 관리하는 주체가 옵니다.

'召开'는 '사람을 모아 회의나 행사를 열다'라는 뜻으로 공식적인 일에 주로 사용되며, 목적어로 '会议(회의), 座谈会(좌담회), 研讨会(세미나), 运动会(운동회)' 등이 옵니다.

① 中国政府举行隆重仪式欢迎来访贵宾。
② 啤酒节将在下周举行。
③ 今天上午8点举行了新闻发布会。
④ 学生会举办了一个演讲训练班。
⑤ 研讨会已召开过多次。
⑥ 热烈庆祝学术会议的召开。
⑦ 第十届商品交易会将于10月18日在上海市举行。此前，上海市已成功举办了九届商品交易会。
⑧ 由北京市金融工作局举办的“金融服务日”活动在和平公园举行，会上建设银行召开了座谈会。

2) 행사 시나리오

행사의 성격과 종류에 따라 차이가 있긴 하지만 대부분의 행사는 일정한 순서와 그에 따른 사회자 멘트가 있습니다. 연사의 발표 중간에 내용을 연결하고 순서를 알리는 사회자 멘트를 중국어로 통역해 봅시다.

(1) 실전 연습

의료관광설명회 시나리오

□ 19:00～19:05(5분) : 행사진행 안내 및 개회 ≪MC≫

- 여러분 안녕하십니까?
  행사진행에 대하여 잠시 안내말씀을 드리겠습니다.
  먼저, ○○○ 의료관광지원센터장님의 인사말씀과
  △△△ 한국관광공사 북경지사장님의 축사가 있겠습니다.
  이어서 의료관광 홍보영상물 상영과 PPT를 활용한
  의료관광상품 소개 및 질의응답 시간을 갖도록 하겠습니다.
  마지막으로 건배제의와 함께 식사를 하신 후 오늘의 설명회를 마무리하겠습니다.
- 그럼 지금부터 의료관광설명회를 시작하겠습니다.

□ 19:05～19:10(5분) : 의료관광지원센터장 인사말씀

- 다음은 ○○○ 의료관광지원센터장께서 인사말씀이 있겠습니다.

□ 19:10～19:15(5분) : 한국관광공사 북경지사장 축사

- 다음은 △△△ 한국관광공사 북경지사장님의 축사가 있겠습니다.

□ 19:15～19:20(5분) : 참석자 소개

- 다음은 오늘 설명회에 참가하신 참석자를 소개해 드리겠습니다.

□ 19:20～19:25(5분) : 의료관광 홍보영상물 상영

- 다음은 의료관광 홍보영상물을 5분간 감상하시겠습니다.

□ 19:25～20:00(35분) : 의료관광 상품소개 및 질의응답(PPT)

- 다음은 파워포인트를 활용한 의료관광 상품소개 및 질의응답 시간을 갖도록 하겠습니다.
  - 먼저 ◎◎병원 ▣▣▣ 건강검진센터 파트장님께서 발표하시겠습니다.
  - 다음으로 ○○병원 ▥▥▥ 건강검진센터 파트장님께서 발표하시겠습니다.

□ 20:00～20:55(55분) : 건배제의 및 만찬

- 다음은 오늘 만찬에 앞서, 참석하신 분들을 대표하여 ◇◇◇께서 건배를 제의하시겠습니다.

모두 건배 잔을 들어주시기 바랍니다.

- 즐거운 식사시간이 되길 바랍니다.

□ 20:55～21:00(5분) : 폐회

- 다시 한 번 설명회에 참여해 주신 여러분께 감사드리며 앞으로 한국에서 다시 만날 수 있기를 기원합니다.

  여러분 대단히 감사합니다.

(2) 용어 및 표현

□ 여러분 안녕하십니까? ➢ 내빈 여러분, 안녕하십니까? ➢ 내빈 ➢ 귀빈	□ 各位好 [gèwèihǎo] / 大家好 [dàjiāhǎo] ➢ 各位来宾，大家好！ ➢ 来宾 [láibīn] ➢ 贵宾 [guìbīn] / 嘉宾 [jiābīn]
□ 개회 / 회의를 열다 ➢ 개회를 선포하다	□ 开会 [kāihuì] ➢ 宣布开会 [xuānbùkāihuì]
□ 의사일정	□ 议程 [yìchéng]
□ 허락하다 / 허가하다	□ 允许 [yǔnxǔ]
□ 이어서 / 다음으로	□ 接下来 [jiēxiàlái]
□ 감상하다	□ 欣赏 [xīnshǎng]
□ 질의응답 / 질문에 답하다	□ 答疑 [dáyí]
□ 저녁 식사를 함께하다	□ 共进晚餐 [gòngjìnwǎncān]
□ 회의를 참석하다	□ 与会 [yùhuì]
□ 만나 뵙기를 바랍니다 / 자리해 주시기 바랍니다	□ 有请 [yǒuqǐng]
□ 다음으로 / 다음은	□ 下面 [xiàmian]
□ 팀장 / 파트장	□ 组长 [zǔzhǎng]
□ 발표하다 / 발언하다	□ 发言 [fāyán]
□ 잔을 들다 / 건배를 들다	□ 举杯 [jǔbēi]
□ 실컷 / 마음껏 / 한껏	□ 尽情 [jìnqíng]
□ 즐기다	□ 享用 [xiǎngyòng]

(3) 이해

[1] 행사진행에 대하여 잠시 안내말씀을 드리겠습니다.

请允许我先来介绍一下今天说明会的议程。

→ '请允许我~'는 '제가 ~를 할 수 있도록 허락해 주세요'라는 뜻으로 공손함과 겸손함을 나타냅니다.

① 现在，请允许我宣布韩中整形美容大会开幕式正式开始。
② 请允许我向大家介绍出席今天开幕式的领导和嘉宾。
③ 请允许我代表中国整形美容协会对本次会议的成功召开表示热烈祝贺。
④ 请允许我向你们介绍一下，这位是外科主任金成焕先生。

[2] ○○○ 의료관광지원센터장님 / △△△ 한국관광공사 북경지사장님

医疗旅游支援中心主任○○○先生 / 韩国旅游发展局北京支社首席代表△△△先生

→ 일반적으로 한국어는 '이름+소속+직위(+님)' 또는 '소속+이름+직위(+님)', 중국어는 '소속+직위+이름(+先生)' 순서로 말합니다.

① 中国国家主席胡锦涛
② 国务院总理温家宝
③ 国家副主席习近平
④ 정몽구 현대차그룹 회장 / 현대차그룹 정몽구 회장

[3] 모두 건배 잔을 들어주시기 바랍니다.

请各位举杯。

→ 연회에서 중국인과 술을 마실 때 사용할 수 있는 표현을 알아봅시다.

① 我们全体站起来，干一杯吧。
② 我们先为我们的合作干一杯。
③ 为我们的友好合作干杯。
④ 为我们的友谊干杯。
⑤ 我先敬您一杯。

⑥ 我不会喝酒，以水代酒好吗？

⑦ 请随意。

⑧ 大家再碰一个，祝大家万事如意！

⑨ 来，咱们先干一杯。你也来。

⑩ 来，咱俩干。

❖ 중국인의 음주 문화

① 술잔을 가득 채운다.
- 술을 따를 때 잔을 가득 채워 존경의 뜻을 나타냅니다.

② 첨잔한다.
- 술잔이 완전히 빌 때까지 기다리지 않고, 계속 첨잔을 합니다.

③ 술잔을 돌리지 않는다.
- 중국인들은 술잔을 같이 쓰는 것을 비위생적으로 생각합니다.

[4] 사회자 멘트

→ 이 밖에 다양한 사회자 멘트를 읽어 보고, 중국어로 통역해 봅시다.

① 이제 곧 회의를 시작하겠으니 준비해 주시기 바랍니다.

② 시간이 다 되었으니, 모두 입장하여 착석해 주시기 바랍니다.

③ 지금부터 '제1회 한림미용성형세미나'를 시작하겠습니다.

④ 존경하는 내빈 여러분, 안녕하십니까?

⑤ 내외 귀빈 여러분, 신사 숙녀 여러분, 안녕하십니까?

⑥ 저는 사회자입니다.

⑦ 저는 회의진행을 담당하게 될 ○○○입니다.

⑧ 오늘 이렇게 내외 귀빈 여러분을 만나 뵙게 되어 대단히 반갑습니다.

⑨ 아름다운 도시 춘천에서 여러분을 만나 뵙게 되어 대단히 영광입니다.

⑩ 바쁘신 와중에 오늘 회의에 참석해 주신 여러분께 진심으로 감사의 말씀을 드립니다.

⑪ 바쁘신 와중에 소중한 시간을 할애하여 이번 세미나에 참석해 주셔서 진심으로 감사드립니다.

⑫ 오늘 춘천에서 이러한 행사를 개최하는 것은 매우 큰 의의가 있다고 생각합니다.

⑬ 이 기회를 빌려 여러분께 깊은 감사의 말씀을 드리는 바입니다.

⑭ 우선 오늘 세미나에서 강연을 해주실 연사님을 간단히 소개하겠습니다.

⑮ 오늘 우리 학회에서는 미용성형 전문가 두 분을 초청했습니다.

⑯ 이제 본 세미나의 첫 번째 발표를 본격적으로 시작하겠습니다.

⑰ 먼저 ○○○ 선생님의 발표가 있겠습니다.

⑱ 박수로 환영하여 주시기 바랍니다.

⑲ 큰(뜨거운/많은/힘찬/우레와 같은/열렬한 박수)로 환영해 주시기 바랍니다.

⑳ 발표시간은 20분입니다.

㉑ 시간을 반드시 지켜주시기 바랍니다.

㉒ 왕 선생님의 멋진 발표 감사드립니다.

㉓ 지금부터 10분간 쉬는 시간을 갖겠습니다.

㉔ (시각) ~에 회의를 계속 진행하겠습니다.

㉕ 시간 관계상 오늘 회의는 이만 마치겠습니다.

㉖ 양해해 주시기 바랍니다.

㉗ 춘천에서 즐거운 시간 보내시기를 기원합니다.

㉘ 그럼 이상으로 오늘 세미나를 마치겠습니다. 여러분 감사합니다!

3) 연설문

마지막으로 회의나 각종 행사의 연설문 통역을 연습해 봅시다. 연설문의 시작하는 말과 끝맺는 말 등에서 자주 쓰이는 표현을 알아보고, 유창하게 말할 수 있도록 연습한 뒤, 끝으로 실전 모의 연습을 해봅시다.

(1) 실전 연습

의료관광설명회 센터장님 인사말씀

존경하는 내외 귀빈 여러분!

안녕하십니까?

오늘, 많은 관심을 가지시고 강원도 의료관광설명회에 참석해 주신 데 대해 감사드립니다. 또한, 설명회가 열릴 수 있도록 도와주시고, 준비해 주신 한국관광공사를 비롯한 관계자 여러분께 고맙다는 말씀을 드립니다.

강원도는 한반도의 중심에서 동쪽에 위치해 있습니다. 산림이 강원도 면적의 82%를 차지하고 있습니다. 산림에서 나오는 산소 발생량이 제일 많아 대한민국의 허파라고도 불리고 있습니다.

또 DMZ가 강원도를 가로지르고 있어 남쪽과 북쪽에 같은 이름의 강원도가 있는 유일한 분단도이기도 합니다. 산, 계곡, 강, 바다 등 천혜의 경관과 맑은 물, 깨끗한 공기는 강원도의 자산이기도 합니다. 또 이러한 자산을 바탕으로 많은 국내외 관광객들이 찾아와 한국관광의 1번지라고 부르기도 합니다.

어느 곳에서나 유명한 영화와 드라마 촬영장소를 만날 수가 있습니다. 또 의료기기, 바이오, 신소재 등 생명건강산업이 강원도의 대표적인 산업으로 발전되고 있습니다.

특히 대한민국 정부에서는 강원도의 우수한 특성과 장점을 고려하여 의료관광을 강원도의 선도산업으로 지정하고 대폭적으로 지원을 하고 있습니다. 그리고 강원도는 서울 등 수도권과 인접해 있고, 교통망이 발달해 있어 왕래가 용이합니다.

오늘 여러분에게 설명을 드리고자 함께 온 의료기관이 위치해 있는 곳은 강원도에서도 맨 끝인 동해바다에 접해 있습니다. 대한민국의 허브공항인 인천공항에서 이곳 강릉까지 3시간대에 도착할 수 있습니다.

또 심양에서 강릉과 연접해 있는 양양국제공항에 중국 동방항공사의 전세기가 매주 화요일과 토요일에 왕복운항을 하고 있습니다.

특히, 유네스코 무형유산으로 등재되어 있는 단오제를 비롯해서 많은 문화유산을 만날 수 있습니다.

또 여러분께서 익히 알고 계시는 바와 같이 2018년 동계올림픽이 강원도 평창에서 열릴 예정입니다. 피겨 스케이팅을 비롯해서 스피드 스케이팅, 아이스하키, 컬링 등 실내경기 종목이 열리도록 계획된 주 개최지역이 강릉에서 30분 거리에 있습니다.

또 경포대를 비롯해 깨끗하고 아름다운 해수욕장이 해안가를 따라 즐비해 있습니다. 골프, 스키, 레포츠, 스파, 온천 등을 즐길 수 있는 리조트 등 최상의 휴식시설들이 편안한 여행을 보장해 드립니다.

그리고 무엇보다 강원도는 정과 인심이 살아 있는 곳입니다. 한마디로 강원도를 방문하시는 분들은 건강과 활력을 찾을 수가 있습니다.

오늘 설명회에 의료기관 두 곳과 또 의료관광객 모집을 전문으로 하시는 업체 두 곳이 함께 동행을 하였습니다. 짧은 시간이나마 많은 정보를 나누시고, 상호 좋은 파트너가 되는 계기가 되었으면 합니다.

다시 한 번 참석해 주신 모든 분께 감사를 드립니다.

감사합니다.

(2) 용어 및 표현

□ 기획하고 준비하다	□ 筹备 [chóubèi]
□ 노고를 마다하지 않다	□ 不辞辛劳 [bùcíxīnláo]
□ 진심(으로)	□ 衷心 [zhōngxīn]
□ ~에 위치하다	□ 位于 [wèiyú]
□ 산림	□ 森林 [sēnlín]
□ 면적	□ 面积 [miànjī]
□ 방출하다 / 내보내다 / 나오다	□ 释放 [shìfàng]
□ 산소	□ 氧气 [yǎngqì]
□ 허파 / 폐	□ 肺部 [fèibù]
□ 비무장지대(DMZ)	□ 非武装地带 [fēiwǔzhuāngdìdài]
□ 가로지르다 / 횡단하다	□ 横穿 [héngchuān]
□ 분단	□ 分裂 [fēnliè]
□ 계곡	□ 山谷 [shāngǔ]
□ 천혜의 자연 조건을 갖추다	□ 得天独厚 [détiāndúhòu]
□ (물이) 맑다	□ 清澈 [qīngchè]
□ (공기가) 깨끗하고 맑다	□ 清新 [qīngxīn]
□ 자산	□ 资产 [zīchǎn]
□ (손님이) 찾아 주시다	□ 光顾 [guānggù]
□ 으뜸으로 치는	□ 首选 [shǒuxuǎn]
□ 신소재	□ 新材料 [xīncáiliào]
□ (지역이) 인접하다	□ 毗邻 [pílín]
□ 교통이 매우 편리하다	□ 四通八达 [sìtōngbādá]
□ ~하기에 편하다 / 용이하다	□ 便于 [biànyú]
□ 허브 / 중추	□ 枢纽 [shūniǔ]
□ 항공편	□ 航班 [hángbān]
□ 전세기	□ 包机 [bāojī]

□ 왕복하다 / 오가다	□ 往返 [wǎngfǎn]
□ 유네스코	□ 联合国教科文组织 [liánhéguójiàokēwénzǔzhī]
□ 문화유산	□ 文化遗产 [wénhuàyíchǎn]
□ 단오제 ➢ 단오절	□ 端午祭 [duānwǔjì] ➢ 端午节 [duānwǔjié]
□ 아시다시피	□ 众所周知 [zhòngsuǒzhōuzhī]
□ (행사를) 유치하다	□ 申办 [shēnbàn]
□ 동계올림픽대회	□ 冬季奥林匹克运动会 [dōngjì'àolínpǐkèyùndònghuì] = 冬奥会 [dōng'àohuì]
□ 피겨 스케이팅	□ 花样滑冰 [huāyànghuábīng]
□ 스피드 스케이팅	□ 速度滑冰 [sùdùhuábīng]
□ 아이스하키	□ 冰球 [bīngqiú]
□ 컬링	□ 冰壶 [bīnghú]
□ 깨끗하다 / 청정하다	□ 清净 [qīngjìng]
□ 해수욕장	□ 海滨浴场 [hǎibīnyùchǎng]
□ 리조트	□ 度假村 [dùjiàcūn]
□ 레포츠	□ 休闲运动 [xiūxiányùndòng]
□ 편안하다 / 쾌적하다	□ 舒适 [shūshì]
□ 인간미 / 인정미	□ 人情味 [rénqíngwèi]
□ 계기 / 동기	□ 契机 [qìjī]
□ 파트너 / 동반자	□ 伙伴 [huǒbàn]

(3) 이해

[1] 오늘, 많은 관심을 가지시고 강원도 의료관광설명회에 참석해 주신 데 대해 감사드립니다.

首先, 非常感谢各位今天参加江原道医疗旅游说明会。

→ 감사의 마음을 나타내는 여러 가지 표현을 알아봅시다.

① 谢谢你们的热情招待。
② 感谢你们这段时间对我们的支持。
③ 对你们的盛情款待, 我深表感谢。
④ 我想借此机会向您表示衷心的感谢。
⑤ 我代表全体人员再次向你们表示感谢。
⑥ 我谨向各位来宾表示真诚的感谢。
⑦ 在此, 我谨向各位专家表示深深的谢意。

[2] 시작하는 말

→ 중국어 연설문의 시작하는 말을 읽어 보고 통역 연습해 봅시다.

① 尊敬的各位领导, 各位来宾, 女士们, 先生们, 大家上午好!
② 今天我们大家聚集一堂, 参加由上海证券交易所主办的第八届中国公司治理论坛。
③ 首先我谨代表上海市人民政府向来自国内外的专家学者表示热烈的欢迎, 对此次活动的召开表示热烈的祝贺。
④ 在这秋高气爽的美好季节里, 我们迎来了第五届中韩商务论坛的盛大开幕。
⑤ 我十分高兴和荣幸能够有机会到美丽的历史文化名城天津参加第三届媒体研讨会, 更荣幸的是能够在这里发表演讲, 谨向研讨会组委会表示衷心的感谢。
⑥ 春天是万物复苏的时节, 中韩两国企业家在这样一个美好的时刻欢聚一堂, 共谋合作、共商发展, 必将使两国经贸关系像这明媚的春天一样, 充满生机和希望。

[3] 마치는 말

→ 중국어 연설문의 마치는 말을 읽어 보고 통역 연습해 봅시다.

① 最后, 衷心地祝愿各位朋友在长春期间身体健康, 工作愉快! 谢谢!

② 最后，我们预祝本次论坛取得圆满成功，谢谢大家！

③ 我相信，本次研讨会一定取得圆满成功。谢谢大家。

④ 祝愿各位企业家身体健康、生意兴隆、万事如意！

III. 본문 및 예문 참고 번역

III. 본문 및 예문 참고 번역

학습목표

다음은 지난 장에서 다룬 텍스트 및 예문에 대한 참고 번역문입니다. 참고 번역문은 그야말로 학습을 위한 참고용일 뿐 절대로 정답이 아닙니다. 자신의 번역문과 비교해 보며 차이점을 발견하고 좀 더 나은 대안을 찾는 도구로 활용하기 바랍니다.

1. 에스코트

1) 공항 영접

[본문]

고 객: 안녕하세요! 한림병원에서 나오셨죠?

통역사: 네. 안녕하세요!

한국에 오신 것을 환영합니다, 오시느라 고생 많으셨어요!

고 객: 공항에 마중 나와 주셔서 감사합니다.

통역사: 별말씀을요. 만나서 반갑습니다.

고 객: 저도 정말 반갑네요.

통역사: 제 명함입니다. 저는 통역사 김미영입니다.
저는 병원의 통역과 코디네이터 업무를 맡고 있습니다.

고 객: 감사합니다! 여기 제 명함이에요.

통역사: 감사합니다! 저와 이미 여러 차례 통화하셨죠.

고 객: 그래요. 처음에는 미영 씨가 중국 사람인지 알았어요.
중국어를 정말 잘하시네요.

통역사: 아닙니다, 아직 멀었습니다.

고 객: 중국어를 어디서 배웠어요?

통역사: 주로 한국에서 배웠습니다.

고 객: 한국에서 중국어를 이렇게 잘 배울 수 있다니, 정말 대단하네요!

통역사: 과찬이십니다.
이쪽으로 오세요. 차가 바로 밖에 있습니다.

고 객: 네, 갑시다.

[예문]

[2]

(손님을 맞을 때)

① 오시는 데 별고 없으셨습니까?

② 먼 길 오시느라 고생 많으셨습니다.

③ 이번에 한국에 오시느라 힘드셨죠?

④ 한국에서 즐거운 시간 보내시길 바랍니다!

(손님을 배웅할 때)

① 손 님: 여러분의 서비스에 매우 만족했습니다.
통역사: 가시는 길 편안하시고, 만사형통하시길 바랍니다.

② 가시는 길 순조로우시길 바랍니다.
(주의 : 비행기를 타고 떠나는 친구에는 '一路顺风'이라고 하지 않는다. 비행기는 역풍에서 비행할 때 안전하기 때문이다.)

③ 즐거운 여정 되길 바랍니다.

④ 건강하시고 하시는 일도 잘되길 바랍니다.

[4]

① 아닙니다. 아직 멀었습니다.

② 천만의 말씀입니다. 앞으로 계속 더 노력해야 합니다.

③ 과찬이십니다. 아직 많이 부족해서 제가 많이 배워야겠습니다.

④ 이렇게 칭찬해 주시니 정말 부끄럽습니다. 선생님과 비교하면 많이 부족합니다.

⑤ 말을 잘하지 못합니다. 부끄럽습니다(자신보다 높은 직급의 상대방에게 칭찬이나 지적을 들었을 때 겸허하게 대처하는 표현).

2) 차 안에서 (1)

[본문]

통역사: 차가 앞쪽에 있습니다.
이 차가 바로 저희 병원 차입니다.
짐을 트렁크에 실어 드리겠습니다.

고 객: 감사합니다!

통역사: 별말씀을요. 차에 타십시오.

고 객: 네.

통역사: 안전벨트를 매주세요.
먼저 병원에 가서 진료를 받겠습니다. 차로 한 시간 반 정도 소요됩니다.

고 객: 지금 몇 시죠?

통역사: 6시입니다.

고 객: 한국과 중국의 시차가 한 시간인가요?

통역사: 맞습니다. 한국이 중국보다 1시간 빨라요.
한국에 처음 오세요?

고 객: 네. 한국 드라마랑 케이팝(K-pop)을 좋아해서 늘 한국에 한 번 와 보고 싶었어요.

통역사: 한국에 대한 첫인상이 어떠세요?

고 객: 거리에 온통 '현대'나 '기아' 차 마크네요.
한국 사람들은 국산품을 참 좋아하는 것 같아요.
중국 사람들도 한국을 좀 본받아야겠어요.

통역사: 한국에는 확실히 국산차가 많아요.
하지만 그건 한국인들이 국산품을 좋아해서라기보다는 한국의 국산차가 가격 대 성능비가 뛰어나기 때문일 거예요.
한국 차가 품질이 좋고 가격도 비싸지 않고 서비스도 좋은데 왜 굳이 수입차를 사겠어요?
사실 이건 일반적인 상업적 선택 문제라고 할 수 있습니다.

고 객: 오, 그렇군요. 도로에 차가 참 많네요!

통역사: 네, 지금이 퇴근 혼잡 시간대라 엄청 막히네요.

[예문]

[2]

① 온몸이 땀투성이다.

② 회의실이 사람들로 가득하다.

③ 빌딩 앞에 광장이 있다.

④ 우리 집 앞에 개울이 있다.

[4]

① 눈물이 하염없이 흘러내렸다. 그건 몸이 아파서라기보다는 마음이 아파서였다.

② 그건 꼭 병원의 문제라기보다는 제도적 문제이다.

③ 국경절 황금연휴는 관광의 황금기일 뿐 아니라 성형의 황금기이다.

④ 보톡스는 얼굴 주름을 빠르게 없앨 수 있을 뿐만 아니라 근육 비대로 인한 사각턱 문제를 개선할 수 있다.

3) 차 안에서 (2)

[본문]

통역사: 밖을 보세요. 저 강이 바로 서울을 관통하는 한강이에요.

고 객: 앞쪽에 저 파란색 지붕의 건물은 뭐죠?

통역사: 그건 한국의 국회의사당입니다.

고 객: 양식이 독특하고 참 예쁘네요.
한강에 다리가 많네요. 모두 몇 개인가요?

통역사: 서울 안에 있는 다리가 20여 개 정도 됩니다.

고 객: 한강이 참 크네요. 강에 유람선도 다니는군요.

통역사: 네, 유람선을 타면 한강의 풍경을 감상할 수 있어요.
보세요, 앞쪽에 저 빌딩이 63빌딩이에요. 한강에서 가장 높은 건물이죠.

고 객: 예전에 텔레비전에서 본 거 같아요.

통역사: 그래요? 63빌딩은 서울의 주요 관광명소 중 하나예요.
안에는 전망대, 영화관, 미술관, 아쿠아리움 등 다양한 오락 시설이 있습니다.

고 객: 서울에서 유명한 관광지는 또 어떤 것이 있나요?

통역사: 중국 관광객들이 좋아하는 명소는 경복궁, 롯데월드, 인사동, 동대문시장 등이 있어요.

고 객: 각각 어떤 특징이 있죠?

통역사: 경복궁은 한국에서 가장 큰 궁궐로 한국의 '자금성'이라고 할 수 있어요.
롯데월드는 젊은이들이 좋아하는 놀이공원이에요.
인사동은 베이징의 류리창(Liulichang)과 비슷한 곳인데, 오래되고 진귀한 골동품을 많이 볼 수 있어요.
동대문시장은 한국 최대의 도소매시장으로, 싸고 좋은 물건을 살 수 있어요.

고 객: 감사합니다. 다 가보고 싶네요.

통역사: 네, 모두 가볼 만한 곳이에요.
자, 병원에 도착했습니다. 내리세요.

[예문]

[2]

① 사랑은 드넓은 바다와도 같아서 밀물이 있으면 썰물도 있다.

② 재건성형은 깨진 꽃병을 다시 붙이는 것과 같아서 기술의 우열은 제대로 붙였는지, 붙인 자리에 틈은 없는지, 원래 형태와 같은지에 달려 있다. 그러나 미용성형은 원래도 괜찮은 꽃병을 더 완벽하게 만드는 것으로 금상첨화의 예술이라고 할 수 있다.

③ 10여 년 전에 중국의 성형외과는 80%가 상처 복원, 구순열(언청이) 치료, 사지절단 접합 등 재건성형이었고 20%만이 미용성형을 했다. 전자는 마치 눈 오는 날 숯을 보내 도움을 주는 것과 같고, 후자는 비단에 꽃을 수놓는 것과 같다.

4) 병원 안내

[본문]

용어 정리에 대응 표현이 제시되어 있으므로 참고 번역문은 생략합니다.

[예문]

[1]

① 我来介绍一下我们医院的情况。

② 这是我们医院的小册子。

③ 我们医院设立于1970年。

④ 我院是韩国大学附属医院。

⑤ 我院位于闻名世界的旅游城市春川。

⑥ 全院共设30个就诊科室。

⑦ 我院与全球著名大学医院保持着良好合作关系，共同进行深入研究，从而提供优质医疗服务。

⑧ 我院提供英语、汉语和日语等外语翻译服务。

⑨ 这份资料给你们，这里有更加详细的介绍。

[2]

① 我带您去。 / 我陪您去。

② 请您参观一下我们的医院。

③ 请跟我来。 / 请这边来。

④ 请看这边。 / 请看这里。

⑤ 请往前走。

⑥ 这就是我们医院的健康体检中心。

2. 관광

1) 한국의 관광자원 소개

[본문]

▶ 경복궁

서기 1395년 창건된 경복궁은 규모와 건축 양식 면에서 볼 때 모두 한국 궁전의 최고봉이라고 할 수 있습니다.

경복궁은 1592년 임진왜란으로 건물이 대부분 불타 없어졌다가 고종 연간(1852~1919)에 흥선대원군에 의해 500여 동의 건물을 중건하였습니다. 현재 경복궁 내에는 조선시대 대표 건축물인 근정전, 경회루, 향원정 등이 보존되어 있습니다. 또한 근정전 월대의 조각상은 조선시대 조각예술의 결정체입니다.

경복궁 흥례문 밖 서편에는 국립고궁박물관이 있고, 경복궁 내 향원정의 동편에는 국립민속박물관이 자리 잡고 있습니다. 경복궁 입장권을 구매하면 국립고궁박물관과 국립민속박물관을 모두 관람할 수 있습니다.

▶ 롯데월드

서울 시내에 위치한 테마파크인 롯데월드에는 놀이시설, 영화관, 스케이트장, 볼링장, 민속박물관, 쇼핑센터 등이 있습니다. 매년 600만 명에 달하는 관광객들이 이곳을 찾고 있으며 이중 10%가 외국인 관광객입니다. 참신한 자연채광 설계 덕분에 롯데월드는 1년 365일 연중 내내 관광객을 맞이할 수 있습니다.

롯데월드는 크게 두 부분으로 구성되어 있는데, 실내의 '어드벤처'와 야외의 '매직 아일랜드'로 이루어져 있습니다. 어드벤처에는 각종 놀이시설과 기념품 숍이 있으며 아름다운 공연과 레이저쇼도 즐길 수 있으며 각국의 요리도 맛볼 수 있습니다. 매직 아일랜드에서도 여러 가지 놀이시설을 즐길 수 있고, 또한 호숫가에서 산책도 할 수 있습니다.

롯데월드에서는 오락시설 외에 스케이트장과 박물관도 가볼 만합니다. 스케이트장은 롯데월드 지하 3층에 있으며 연중무휴로 운영되며 가족, 연인과 함께 즐거운 분위기에서 스케이트를 즐길 수 있습니다.

민속박물관은 외국인들이 가장 좋아하는 곳입니다. 역사박물관, 모형촌 등을 통해 한국 5천년의 역사와 민속 문화를 엿볼 수 있습니다.

▶ 인사동

서울 도심에 자리 잡은 인사동에서는 오래되고 진귀한 전통물건을 볼 수 있습니다. 인사동은 가운데 대로를 중심으로 양쪽에 수많은 골목으로 이어져 있어 마치 미로를 연상케 합니다. 미로 곳곳에서는 갤러리, 전통공예점, 전통찻집, 전통음식점, 커피숍 등이 밀집되어 있습니다. 인사동의 상점은 저마다 나름의 특색이 있어서 젊은이들과 중노년층이 모두 좋아합니다.

특히 인사동에는 100여 개의 갤러리가 밀집되어 있어 한국화, 판화, 조각 등 다양한 전시를 즐길 수 있습니다. 인사동의 유명한 갤러리를 모두 가보고 싶다면 '미술관 순회버스'를 이용할 수 있는데, 저렴한 가격으로 인사동의 주요 미술관과 갤러리를 둘러볼 수 있습니다.

매주 토요일 오후 2시부터 오후 10시까지 그리고 일요일 오전 10시부터 오후 10시까지 인사동은 '차 없는 거리'입니다. 이날, 거리에는 전통 공연과 전시가 열리고 관광객들은 도심에서 전통의 매력에 탄복합니다.

[예문]

[1]

① 본사는 2006년에 설립되었으며 의료기기의 개발과 제조를 주로 취급한다.

② 이 젊은 부부들은 대부분 1980년대에 태어났다.

③ 베이징대학 인민병원 심혈관내과는 1986년 정식으로 설립되었다.

[2]

① 우리 병원의 의사들은 집에서나 출장길에서나 모두 휴대전화로 환자의 상황을 파악할 수 있다.

② 의사에게나 환자에게나 항생제의 가장 큰 매력은 속도이다.

③ 환자가 의식이 있든 혼수상태이든 우리는 치료와 간호를 하는 동시에 환자와 교류를 한다.

[3]

① 이 책은 2011년 의사와 과학자들 사이에서 가장 읽어 볼 만한 도서로 선정되었다.

② 화산 부근의 자연경관은 매우 볼 만하다.

③ 종아리 지방흡입은 매우 효과적인 종아리 비만 치료법으로, 종아리가 굵고 살이 많아 고민인 사람들은 한 번 시도해 볼 만합니다.

2) 한국의 중국인 관광객

[본문]

▶ 중국 관광객, 한국 백화점 '큰손' 부상

한국 언론의 보도에 따르면 중국인이 일본인을 제치고 한국 백화점의 이른바 '큰손'으로 떠올랐다고 합니다. 한국의 중국인 고객은 한국산 화장품과 명품가방을 척척 사들이며 하루에 무려 1억 원(약 59만 5천 위안)을 쓰는 관광객도 있습니다.

중국의 경제성장과 위안화 강세를 타고 중국 관광객이 한국 백화점의 '큰손'으로 부상하고 있습니다. 통계에 따르면 롯데 백화점의 외국인 고객 매출 가운데 중국 고객이 차지하는 비중이 2009년 1사분기에는 15%에도 못 미쳤지만 4사분기에는 47%로 치솟았습니다. 현대 백화점의 외국인 고객 매출에서 중국 고객이 차지하는 비중도 지난해 33%에서 올해는 50%까지 늘고 있습니다. 이 밖에 신세계 백화점은 지난해 39 대 61이었던 중국인과 일본인 매출 비중이 올해 들어서는 77 대 23으로 역전되었습니다.

중국인들은 한국 화장품, 명품시계, 보석 등 고가 제품을 많이 샀고 매장을 방문해 즉석에서 마음에 드는 상품을 사는 경우가 많았습니다. 이러한 '중국식' 구매 스타일은 일본인과 큰 차이를 보이고 있습니다. 일본 관광객은 주로 상대적으로 저렴한 김과 김치 등 구매 품목을 미리 정해 놓고 계획된 쇼핑을 합니다.

한국에서 중국인 고객의 일인당 구매 금액은 일본인 고객의 두 배인 200만 원 수준이고, 하루에 무려 1억 원을 쓰는 관광객도 있습니다.

한국의 관련 업체들은 중국인 고객의 통 큰 소비를 주시하고 있으며 중국은행연합회 카드에 대한 결제 시스템을 도입하는 등 중국인 고객의 편의를 도모하기 위한 다양한 방안을 찾고 있습니다.

[예문]

[1]

① 병원의 견적에 따르면 최소한 50만 위안은 있어야 백혈병을 치료할 수 있다고 한다.

② 의사 선생님에 따르면 그 사람은 아마도 병이 빨리 나을 것이라고 한다.

③ 중국에서 매년 천식으로 사망하는 환자가 적어도 백만 명은 된다고 한다.

④ 바이러스성뇌염은 어린이들 사이에서 자주 발생한다고 한다.

⑤ 제가 알기에는 저희 병원의 작년 진료 환자 수는 11만여 명입니다.

[2]

① 그 사람 혼자서만 한 시간이나 이야기를 해서 다른 사람들은 이야기할 시간이 없었다.

② 아이를 낳을 때 그들은 조건이 가장 좋은 병원을 찾는데, 아이를 낳는 데만 만 위안 이상이 든다.

③ 작년에 6천여 명의 관광객이 박물관을 찾았는데, 가장 많은 날은 하루에만 수백 명이 입장했다.

3) 중국인 관광객과 정부 정책

[본문]

▶ 관광 큰손 중국, 한국과 일본의 대책

최근 세계 각국에서 중국 관광객에 대한 관심이 날로 뜨거워지고 있습니다. 특히 한국과 일본은 중국 관광객이 즐겨 찾는 관광지인데요, 그렇다면 한국과 일본, 이 두 관광지는 과연 중국 관광객을 어떻게 대하고 있을까요? 한국 언론의 보도를 통해 살펴보겠습니다.

2010년 해외여행을 나선 중국인은 5,700만 명으로, 전년 대비 20% 증가했습니다. 중국 관광객들은 통 큰 씀씀이로도 세계를 놀라게 하고 있는데요, 작년 한 해 동안 무려 480억 달러를 해외에서 소비했습니다. 독일, 미국, 영국에 이어 4번째로 해외여행에 돈을 많이 쓴 나라로 부상했습니다.

지리적으로 가깝고 서구 국가보다 비자 발급이 쉽지만 한국과 일본은 중국 관광객이 가장 즐겨 찾는 관광지는 아닙니다.

현재 중국 관광객이 가장 즐겨 찾는 해외 관광지는 타이완, 홍콩, 마카오이고, 그 뒤를 한국이 잇고 있습니다. 그러나 중국 관광객에 대한 배려 부족으로 한국에 대한 중국 관광객의 만족도는 비교적 낮은 편입니다.

하루 평균 천 명 이상의 중국 관광객들이 찾고 있는 관광명소인 경복궁, 하지만 안내 간판 어디에도 중국어는 찾아볼 수 없습니다.

서울 시내 지하철역 5백여 곳 가운데 중국어 안내 방송을 하는 곳은 50여 곳, 10%에 그치고 있습니다. 사정이 이렇다 보니 중국인 관광객들은 대개 단체 관광에 의존할 수밖에 없습니다.

게다가 일부 관광 업체들이 이익을 남기기 위해 수도권 변두리에 숙소를 잡는 경우가 많아 관광 일정은 빡빡할 수밖에 없습니다.

이와 관련해서 한 한국 언론은 관광업계의 '큰손'으로 떠오른 중국 관광객에 대해 한국은 뒷짐만 지고 있다고 한국 정부를 비판했습니다. 한국 정부가 계획한 오는 2020년까지 '중국인 관광객 천만 시대' 목표를 달성하기 위해서는 중국 관광객들을 배려하는 관광 인프라 구축이 그 어느 때보다 절실한 상황입니다.

이와는 극명한 대비를 이루는 곳은 중국의 또 다른 이웃 나라, 일본입니다. 중국 관광객 유치를 위해 일본 정부는 중국 관광객에게 일본에서 중국 국내용 신용카드를 그대로 쓸 수 있게 하는 등 다양한 대책을 모색하고 있습니다. 또한, 일본 정부는 개인 관광 비자 발급 조건을 '연소득 5만 위안 이상'으로 대폭 낮춘 데 이어 추가 완화를 계속 검토하고 있습니다.

[예문]

[1]

① 다음에서는 프리미엄 휴대전화 몇 가지를 살펴보겠습니다. 경제사정이 넉넉하신 분들은 주목해 주시기 바랍니다.

② 그는 "돈이 충분히 있다"라는 이유로 자신의 범행을 여러 차례 부인했다.

[2]

❖

2011년 세계 부동산 투자 국가 순위에서 미국이 1위, 영국이 2위, 독일이 3위, 중국이 4위, 프랑스가 5위를 차지했습니다. 또한 투자자들은 부동산 가치 성장 잠재력 국가에 대한 조사에서 미국과 중국의 전망을 좋게 평가했습니다. 그러나 미국 부동산 가치 상승을 전망한 응답자 수는 중국 부동산 가치 상승을 전망한 응답자의 6배에 달했습니다. 같은 조사에서 영국이 3위를 차지했고, 브라질과 호주가 4위와 5위에 올랐습니다.

[3]

① 인도의 인구는 중국에 이어 세계 2위이다.

② 두통은 감기 다음으로 흔한 질병이다.

③ 암은 심혈관질환에 이어 두 번째로 인류를 위협하는 질환이다.

④ 청두시의 자가용 보유량은 베이징과 상하이에 이어 중국 3위로, 주차난 문제가 날로 심각해지고 있다.

[4]

① 장쯔이는 중국에서 공리 다음으로 유명한 월드스타이다.

② 코 수술은 쌍꺼풀 수술 다음으로 흔한 성형수술이다.

③ 갑상선질환은 당뇨병 다음으로 흔한 내분비계통 질환이다.

4) 한국행 의료관광 열풍

[본문]

▶ 의료관광 열풍, 선택은 신중히

한국의 의료업 하면 떠오르는 것은 아마도 한국의 선진적인 성형 기술일 것입니다. 의료 기술 대비 치료비용이 그다지 비싸지 않기 때문에 아시아 여러 나라에서 한국행 의료관광 열풍이 불고 있습니다.

서울 압구정동은 한국에서 성형외과 의원이 가장 밀집된 지역입니다. 성형외과 입구에는 저마다 시선을 사로잡는 광고사진이 걸려 있고, '미운 오리에서 백조가 되는' 기적을 이루기 위한 외국 관광객들의 발길이 끊이지 않고 있습니다. 통계를 보면 2010년 한국의 의료관광산업은 8만 명의 외국인 관광객을 유치했으며 관광객 1인당 의료 부문에 사용한 경비만 무려 2만 위안에 달합니다. 이는 일반 관광업의 2배 정도 되는 규모로, 한국 경제발전에 가져온 총 수익은 약 52억에서 60억 위안입니다. 한국 의료관광산업의 파급효과가 날로 확대됨에 따라 한국 의료계는 해외 진출의 발걸음을 내딛고 있습니다.

한국행 의료관광에서 관광객들이 가장 많이 선택하는 것은 성형 · 미용 관광이고, 관광객 수는 매년 증가하고 있습니다. 그러나 이에 따라 성형 · 미용 관련 분쟁도 함께 증가하고 있습니다. 이에 대해 전문가들은 아무리 간단한 성형수술일지라도 부작용을 방지하기 위해서는 수술 후 재검사를 한두 차례 이상 꼭 받아야 한다고 조언합니다. 또한, 한국에 가서 성형수술을 받기 전에 선택한 병원의 상황을 반드시 자세히 알아보아야 합니다.

[예문]

[1]

① 그렇게 하니 그는 모든 걱정을 잊을 수 있었다.

② 이 병원은 오진으로 인해 한 노인 환자의 병세를 더 악화시켰다.

③ 환자들이 대형 병원으로 대거 몰림에 따라 대형 병원과 의원의 진료 비율이 심각한 불균형을 빚고 있다.

[2]

❖

① 이 글은 참 잘 썼다.

② 난 너에 대해 호감을 많이 느끼고 있어.

③ 그 사람은 자신을 대단하게 여긴다(자만하다).

④ 갈등을 알게 된 이상 해결될 가능성이 있습니다.
⑤ 중공업의 발전만을 중시하면 여러 가지 부작용이 생길 수 있다.

[3]
① 당시 동생은 아직 학생이었고, 나는 집안의 장남이어서 필요한 돈은 자연히 내가 부담해야만 했다.
② 등록할 때 병세, 병력, 사실 등을 숨김으로써 발생한 문제는 모두 스스로 책임져야 합니다.

5) 온천과 겨울 건강

[본문]

▶ 겨울 건강 지킴이, 온천

겨울 온천욕은 피로를 풀어주고 관절염이나 피부질환 치료에도 좋습니다. 한국에서는 온천욕뿐 아니라, 온천수로 제작한 생수, 화장품도 상당히 인기를 끌고 있습니다.

탁 트인 야외에서 온천욕을 즐기는 사람들. 따뜻한 온천물에 몸을 담그면 겨울의 매서운 추위도 저만치 떠나갑니다.

온천욕은 뭉친 근육을 풀어 주고 몸의 혈액순환을 돕기 때문에 특히 겨울철 피로회복에 좋습니다. 최근에는 온천을 이용한 관절염 치료 요법도 개발됐습니다. 환자들은 먼저 온천 요법이 몸에 맞는지 꼼꼼하게 검사를 한 뒤 치료사의 지시에 따라 다양한 동작을 반복합니다. 따뜻한 온천수 덕분에 통증이 완화되는 데다 물의 부력 때문에 관절 운동에도 큰 무리가 가지 않습니다.

온천수를 이용해 만든 생수도 선보이기 시작했습니다. 정제된 온천수엔 칼슘, 아연 등 천연 미네랄이 풍부하게 들어 있어 소화불량과 위염 증상을 완화합니다. 온천수로 만든 화장품은 아토피에도 효능이 있는데다 피부를 건조하지 않게 하므로 특히 젊은 여성들 사이에서 인기를 끌고 있습니다.

하지만 사람에 따라 효과는 다를 수 있습니다. 또 온천욕을 오래 하면 탈수 현상이 나타날 수 있기 때문에 30분마다 휴식을 취해 주는 것이 좋습니다.

[예문]

[1]

① 이 병원은 서비스가 좋고 의료 기술도 뛰어나서 찾는 사람이 매우 많다.

② 보톡스는 안면 주름 치료에 탁월한 효과가 있다.

③ 구취는 위험은 적지만 부정적 영향이 상당히 큰 질환이다.

[2]

① 심전도검사 결과 의사는 그녀가 심근경색 증상이 있다는 것을 발견했다.

② 의사의 응급처치 덕분에 환자의 수술은 성공적이었다.

③ 출혈성질환, 고혈압, 심장질환, 당뇨병, 골다공증, 내분비질환 등이 있으신 분은 치료를 통해 병세가 안정되어야 임플란트 수술을 받을 수 있다.

[3]

① 수술 후 4주 동안은 수영을 될 수 있으면 삼가시는 것이 좋습니다.

② 병원에 가서 적합한 치료법을 상담하는 것이 가장 바람직합니다.

③ 술과 담배를 적게 하시고 가급적 금연과 금주를 하시는 것이 좋습니다.

3. 성형

1) 쌍꺼풀 : 절개법

[본문]

의사 : 안녕하세요! 이쪽으로 앉으세요.

환자 : 안녕하세요!

의사 : 쌍꺼풀 수술을 하러 오신 것 맞으시죠?

환자 : 맞아요. 저에게 어떤 쌍꺼풀이 적합할까요?

의사 : 환자분은 연세가 있으시기 때문에 쌍꺼풀이 많이 처졌네요. 그래서 원래는 참 예쁜 두 쌍꺼풀이 지금 한쪽은 거의 보이지 않게 변해 버린 거죠.

환자 : 그래요.

의사 : 그렇다면 절개식 쌍꺼풀 수술을 권해 드립니다. 절개식 쌍꺼풀 수술은 모든 분에게 적합하긴 하지만 환자분처럼 연세가 조금 있으신 분에게 더욱 적합하기 때문이에요. 수술 과정에서 불필요한 처진 피부를 한층 제거하면 수술 후에는 처진 쌍꺼풀이 리프팅되어서 지금보다 훨씬 젊어지실 수 있을 겁니다.

환자 : 그럼 이쪽 눈꺼풀에 주름이 이렇게 많은데, 쌍꺼풀 수술 후 양쪽 눈이 똑같아질 수 있을까요?

의사 : 가능합니다. 문제없어요. 한쪽 눈에 주름이 많으시지만 간단한 수술을 하고 나면 아주 예쁜 쌍꺼풀이 생길 거예요.

환자 : 수술 후 주의사항은 없나요?

의사 : 하루에 소염제 안약을 4회 점안하시고 5~7일 후에 내원하셔서 실밥을 제거하시면 됩니다. 그 밖에 특별히 주의해야 할 것은 없습니다.

환자 : 수술 후 업무에 지장을 주진 않을까요?

의사 : 아니오. 이 수술은 비교적 간단한 수술이라 일과 휴식에 모두 영향을 주지 않습니다. 모든 일을 평소처럼 하시면 됩니다.

환자 : 수술 후 정상적으로 출근할 수 있다는 말씀이죠?

의사 : 네, 문제없습니다.

환자 : 다른 것에 영향을 주진 않죠?

의사 : 전혀 문제없습니다. 수술 직후 며칠 동안 좀 부어서 얼굴이 보기 조금 안 좋을 수 있지만 다른 것에는 전혀 지장을 주지 않습니다.

환자 : 네, 알겠습니다.

[예문]

[2]

① 가급적 빨리 수술을 받으시길 권합니다.

② 이를 뽑고 임플란트를 하시길 권합니다.

③ 지속적인 감염을 피하고, 흉터와 색소침착 발생을 막기 위해 가능한 한 빨리 치료를 받으시길 권합니다.

[3]

① 이러한 수술은 안전이 보장될 뿐만 아니라 성형 효과도 확실하다.

② 피부는 피지분비 과다로 여드름이 나거나 수분 부족으로 잔주름이 생기기 쉽다.

③ 전문적이고 책임감 있는 성형외과 의사만이 안전하고 성공적인 성형수술을 할 수 있습니다.

2) 쌍꺼풀 : 매몰법

[본문]

의사 : 안녕하세요! 앉으세요.

환자 : 네, 감사합니다. 의사 선생님, 제 눈은 이쪽 눈은 속쌍꺼풀이 심하고 이쪽 눈은 겉쌍꺼풀이 심해요. 평소에 화장을 하지 않으면 밖에 나갈 수가 없어서 늘 아이 라인을 그려요. 아이 라인을 그리지 않으면 한쪽 눈은 커 보이고, 한쪽 눈은 작아 보이거든요.

의사 : 네, 알겠어요.

환자 : 어떻게 하면 좋은지 조언 부탁합니다.

의사 : 매몰법으로 쌍꺼풀 수술을 하시길 권하고 싶습니다. 이 수술은 환자분처럼 젊은 여성에게 특히 적합합니다. 환자분은 윗눈꺼풀이 얇은 편이고 피부 처짐도 없으시잖아요. 또 이 수술은 수술 후 회복이 아주 빠릅니다. 약 2~3일이면 예쁜 모습으로 외출하실 수 있어요. 그래서 이 수술법을 권해 드리고 싶네요.

환자 : 그럼 매몰법과 절개법은 어떤 차이가 있나요?

의사 : 매몰식 쌍꺼풀은 주로 윗눈꺼풀이 얇고 피부 처짐이 없는 젊은 사람들을 대상으로 합니다. 반대로 절개식 쌍꺼풀은 나이가 많고 피부가 처지기 시작한 사람에게 적합해요. 절개법은 피부를 절개하여 눈을 리프팅하는 효과까지 얻을 수 있기 때문이죠.

환자 : 제가 쌍꺼풀 수술을 하면 양쪽 눈을 다 하나요, 아니면 한쪽만 하면 되나요?

의사 : 사실 그건 정해진 규칙은 없어요. 그러니까 짝눈 교정은 양쪽을 같이 할 수도 있고 한쪽만 할 수도 있어요. 그럼 환자분에게 질문을 좀 할게요. 이쪽 큰 눈에는 만족하시나요?

환자 : 아니오. 제가 보기엔 이쪽 눈은 눈꺼풀이 아래로 처져서 쌍꺼풀처럼 보이는 것 같아요.

의사 : 쌍꺼풀이 썩 예쁘지 않다고요?

환자 : 네.

의사 : 네, 좋습니다. 그럼 이렇게 할 수 있습니다. 환자분에게 적합한 쌍꺼풀 수술을 새로 할 수 있어요. 이렇게 수술을 하고 나면 환자분의 눈 모양을 개선할 수 있을 뿐 아니라 무엇보다 짝눈 문제를 해결할 수 있죠.

환자 : 제 친구들을 보니 쌍꺼풀 수술을 하고 나서 쌍꺼풀 위에 거즈 같은 것을 붙이던

데요. 그러면 보는 데 지장이 있진 않나요?

의사: 그건 절개식 쌍꺼풀 수술을 했을 경우고요. 매몰식 쌍꺼풀 수술에는 해당되지 않아요. 매몰법은 회복이 가장 빠르고 형태가 가장 자연스러운 쌍꺼풀 수술법이죠.

환자: 그러니까 수술 후에 소독에 신경 쓰고 너무 매운 음식은 피하고 하면 되나요?

의사: 아니요, 아니요, 그렇게 복잡하지 않습니다. 수술 후 처음 5일 동안 소염제 안약을 하루에 3~4회 점안하면 됩니다. 아주 간단해요. 먹으면 안 되는 음식도 없고, 수술도 아주 간단해요. 대략 20분이면 수술이 끝나고, 앞뒤로 소독하는 시간만 조금 더 추가하면 돼요.

환자: 어떤 사람들은 쌍꺼풀 수술을 한 뒤 아이섀도를 조금이라도 하지 않으면 정말 부자연스럽던데요. 이건 수술의 숙련도나 의사의 기술과 관련이 있는 건가요, 아니면 어떻게 된 건지 궁금합니다.

의사: 그런 건 아니에요. 어떤 성형수술을 하든 처음 일주에서 이주는 좀 부자연스러울 수 있습니다. 붓는 시기가 지나서 부기가 가라앉으면 서서히 자연스러워집니다. 예를 들어 환자분에게 적합한 매몰식 쌍꺼풀은 대략 일주일이면 회복이 됩니다. 하지만 절개식 쌍꺼풀 수술을 하면 환자분이 만족할 만한 상태로 회복되기까지 3개월 정도가 걸려요.

환자: 회복기간이 지나야 화장을 할 수 있나요?

의사: 매몰식 쌍꺼풀은 수술 후 약 3일이면 평소처럼 화장할 수 있어요. 반면 절개식 쌍꺼풀 수술은 7일이 지나야 실밥을 풀 수 있잖아요. 그래서 실밥을 완전히 제거하고 이틀 정도 지나서 화장하는 것이 비교적 바람직하죠.

환자: 저처럼 매몰법으로 하는 사람은 그래도 운이 좋네요. 좀 더 빨리 화장할 수 있으니까요.

의사: 맞아요. 환자분이 젊고 피부 처짐이 없으시고 윗눈꺼풀이 얇으셔서 매몰법이 가장 적합하세요. 회복도 아주 빠르니 안심하시고요.

환자: 매몰법으로 할 경우 걱정이 하나 있는데요. 시간이 지나면서 눈꺼풀도 처지고 또 실이 위치가 바뀌게 되지 않을까요? 성형수술 중 상당수가 어느 정도 시간이 지나면 위치가 바뀌거나 변형된다고 하던데요.

의사: 그럴 수 있습니다만 모든 성형수술이 다 변형이 일어나는 건 아니에요. 매몰식 쌍꺼풀 수술의 경우, 10여 년 정도 유지되는 사람이 있는가 하면, 평생 사라지지 않는 사람들도 있어요. 또 드물지만 수술 후 일정 시간이 지나면 쌍꺼풀이 풀릴 수도 있어요. 하지만 풀린 후에 수술을 다시 한 번 더 하면 돼요. 수술이라는 것

은 모두 장단점이 있기 마련이에요. 매몰법은 회복이 빠르고 형태가 처음부터 자연스럽지만 이렇게 쌍꺼풀이 풀리는 문제가 생길 수 있습니다.

환자: 그건 개개인의 상황과 관련 있나요?

의사: 아니에요. 매몰법 자체에 원래 그런 문제가 있어요.

환자: 그럼 나이가 들면서 윗눈꺼풀이 처지게 되면 쌍꺼풀 형태도 바뀌겠네요?

의사: 맞아요. 누구든지 중력의 영향은 피할 수 없기 때문이죠. 어느 정도 나이가 들면 피부는 처지기 마련이에요. 피부가 처지기 시작하면 쌍꺼풀의 형태는 예전처럼 예쁘지 않죠. 그런데 이 점은 매몰법이든 절개법이든 모두 발생하는 문제예요.

[예문]

[2]

① 보톡스 얼굴 축소는 주로 저작근 비대를 대상으로 시술합니다.

② 이러한 수술은 주로 당뇨병이 있는 비만환자를 대상으로 합니다.

③ 의사를 대상으로 한 조사 결과에 따르면 간암 환자 중 34%만이 수술을 받을 수 있다고 한다.

④ 의사는 환자의 병세에 따라 현재 가능한 치료 방법을 고지하였다.

⑤ 한국 국회는 외국인 환자 유치를 위한 법안을 통과시켰다.

⑥ 이 제품의 타깃고객은 젊은 여성과 중년 여성으로, 화이트칼라 직종에서 일하는 여성을 겨냥하고 있다.

[3]

① 나이가 듦에 따라 발병률이 많이 증가한다.

② 환자가 점점 많아짐에 따라 지금 의사는 수요를 충족시키지 못하고 있다.

③ 생활수준이 향상되고 사회가 발전하면서 성형미용의 수요도 점점 늘고 있다.

3) 쁘띠성형

[본문]

환자: 최근에 발견한 건데요, 양쪽 볼 살이 좀 늘어지고 이중턱이 생겼어요. 하지만 큰 수술은 하고 싶지 않아요.

의사: 우선 피부는 어쩔 수 없이 조금 처지게 되는데, 이렇게 되면 팔자주름이 생기고 볼이 처지게 되어 이중턱도 생기게 되죠. 제 생각에는 쁘띠성형으로 팔자주름, 볼 처짐, 이중턱 문제를 한 번에 해결할 수 있을 것 같습니다.

환자: 쁘띠성형과 성형이 어떤 차이가 있나요?

의사: 차이가 크죠. 쁘띠성형은 최근 몇 년 사이 유행하고 있는 말입니다. 20년 전 성형은 대부분 칼을 대는 방식이었어요. 칼을 대고 봉합하는 기술이라야 '성형'이라고 불렀죠. 그런데 쁘띠성형은 기본적으로 칼을 대지 않고, 봉합도 하지 않아요. 주사 방식으로 노화 현상을 해결할 수 있는데, 간단히 '쁘띠성형'이라고 불리죠. 가벼운 시술로 바로 이미지를 변화시킬 수 있고, 다른 사람들은 환자분이 성형했는지 알아채지 못할 거예요. 환자분의 나이는 한번에 7~8살에서 10살 이상 젊어 보일 수 있어요. 최근 쁘띠성형이 정말 유행인데요. 쁘띠성형은 칼을 대지 않고 과학적인 방법으로 피부를 한 번에 리프팅할 수 있어요. 효과는 5~6년 지속될 수 있는데, 처진 정도에 따라서 차이가 좀 있죠.

환자: 효과가 그렇게 오래갈 수도 있군요.

의사: 환자분은 지금 팔자주름이 있고 볼 살이 두꺼운 편이신데 특수한 주사를 이용해 양쪽 볼 살을 줄일 수 있어요. 그러면 깊은 팔자주름이 얕아지고 문제를 해결할 수 있죠.

환자: 아, 지금은 기술이 이렇게 발전했군요. 부작용은 혹시 있는지, 출근에 지장을 주지는 않을지, 시술 후 며칠 동안 쉬어야 하는 건지 궁금하네요.

의사: 쁘띠성형의 두 번째 특징은 부작용이 매우 적거나 거의 없다는 점입니다. 요즘 스타들은 쁘띠성형을 정말 많이 하죠.

환자: 근데 쁘띠성형할 때 어떤 물질을 주사하는 건지 참 궁금합니다.

의사: 쁘띠성형에서 주사하는 물질은 전 세계에서 모두 사용하는 원료입니다. 예를 들어 히알루론산은 모든 사람의 피부 속에 다 들어 있어요.

환자: 그래요?

의사: 히알루론산은 콜라겐 생성을 촉진하는 성분이에요.

환자: 들어본 적 있어요.

의사: 그래서 히알루론산은 어떠한 부작용도 없다고 할 수 있어요. 인공 히알루론산은 이미 EU 인증을 통과했기 때문에 부작용 걱정은 하지 않으셔도 됩니다.

환자: 쁘띠성형을 하고 나서 얼마나 휴식이 필요한가요?

의사: 쁘띠성형을 하면 아무도 모르는 사이 서서히 아름다워집니다.

환자: 아, 그렇군요.

의사: 주사할 때는 아무런 통증 없이 진행됩니다. 마취연고를 발라 드리고 40분이 지나면 마취 효과가 일어나는데, 다시 40분이 지나서 주사합니다. 다시 말해 시술 시 통증이 없고 시술 후에도 통증이 없습니다.

환자: 정말 좋네요.

의사: 네, 통증 없이 시술 가능한 '현대 성형 예술'이라고까지 말할 수 있죠.

환자: 그럼 시술 후 붓진 않나요? 빨갛게 부어오르거나 통증이 전혀 없나요?

의사: 살짝 붓고 통증이 아주 조금 있을 겁니다. 주사 후 처음에는 미묘한 변화가 일어나고 하루나 이틀 후에 본격적인 효과를 느끼실 수 있습니다. 작은 변화에서 시작해서 큰 변화로 이어지게 되죠.

환자: 토요일에 시술을 받으면 월요일에 출근할 수 있을까요?

의사: 문제없습니다. 시술 당일에 바로 출근하셔도 됩니다.

환자: 오, 그렇군요.

의사: 오전에 시술한 다음 오후에 바로 출근할 수 있습니다. 일이나 학업에 전혀 영향을 주지 않아요.

4. 건강검진

1) 건강검진 프로그램

[본문]

健康体检项目

□ 检查地点：综合健康体检中心

□ 检查时间：(上午)3个小时左右(精密检查需要7～8个小时)

□ 检查费用：80万韩元～500万韩元

□ 本院健康体检的优势

- 可以与旅游(体验传统文化、观赏自然景观、游览韩流连续剧拍摄地等)同步进行
- 比首尔的健康检查项目便宜(同类检查60～70%的费用)
- 让患者最快时间拿到检查结果(检查第二天即可拿到)

□ 健康体检项目(※ 根据顾客的要求，可提供个性化服务)

▷ 基本健康体检项目

- 通过基本体检项目，可早期发现各种成人病和癌症
- 项目内容
  - 就诊、血压、胸透、胃镜、肺功能检查、腹部B超、心电图、营养咨询、小便检查、大便检查、人体脂肪分析、血管弹性检查、眼底(眼压) 检查、听力检查、70多种血液检查、宫颈癌检查(女性)、乳腺癌检查(女性)、专业医师的检查结果解释

▷ PET-CT检查项目

- 通过一次PET-CT摄影，鉴别良性和恶性肿瘤，可早期发现癌症。
- 同时进行MRI、CT、B超检查等，可发现成人病及各种疾病。

- 提供医院豪华病房：进行两天一夜的检查(通过部分检查项目的调整，一天内可以做完检查)
- 项目内容
  - 全身PET-CT、超声心动图、心电图运动试验、脑MR、磁共振血管造影(MRA)、骨密度检查、胰岛素分泌能力检查、大肠癌检查、无痛胃镜、同位素全身骨扫描、腹部＋骨盆CT、痰液癌细胞检查、结核菌涂片染色检查、甲状腺超声波、颈动脉超声波、基本健康检查

▷ 各类脏器的精密检查项目

根据顾客的检查部位、家族史和发病危险率，提供个性化健康检查服务。对心脏、消化道、脑部、女性、肺部、脊椎、甲状腺等进行精密检查。

- 心脏精密检查
  - 对心肌梗塞和心绞痛等缺血性心脏病、心力衰竭、心脏瓣膜病等心脏病进行精密检查
- 消化道精密检查
  - 针对有消化道疾病家族史的病人，进行全面的消化道检查
  - 通过精密检查，可早期发现胃癌、肝癌、胆囊癌、胰腺癌、大肠癌等消化道常见疾病
- 脑部精密检查
  - 可早期发现并预防脑中风，对脑血管畸形、脑肿瘤、帕金森病等脑疾病进行精密检查
- 女性精密检查
  - 对卵巢肿瘤、子宫肌瘤、骨质疏松症、乳腺癌、甲状腺癌等女性多发疾病进行精密检查
- 肺部精密检查
  - 可早期发现肺癌，对肺结核和各种慢性肺部疾病进行精密检查
- 脊椎精密检查
  - 可早期发现椎间盘等有关脊椎疾病
- 甲状腺精密检查
  - 近年来甲状腺癌位居癌症发病增长率第一位，通过精密检查，可早期发现

2) 검사 순서

[본문]

▶ 검사 순서, 과학적으로 배치하기

샤오팡은 도시에서 일한 지 시간이 꽤 흘렀지만 평소에 돈을 아끼느라 몸이 좀 아파도 병원을 찾지 않았습니다. 그런데 요즘은 허리가 너무 시큰거려 서지도 앉지도 못할 정도로 정말 참을 수가 없어 병원에 가기로 마음먹었습니다. 부인과 의사는 샤오팡에게 일반혈액검사, 소변검사, 자궁경부암검사, 초음파검사 등 각종 검사서를 발급해 주고 말했습니다. "우선 이 검사들을 받으세요. 검사가 끝나면 진료를 받으러 오세요." 샤오팡은 검사서 한 무더기를 받고 현기증이 날 정도였습니다. '어떤 검사부터 받아야 하는 거지?'

초음파검사실에 줄이 길게 서 있는 것을 본 샤오팡은 다른 검사를 먼저 받는 편이 낫겠다고 생각했습니다. 혈액검사와 소변검사를 마친 뒤 초음파검사실에 온 샤오팡에게 의사가 물었습니다.

"소변을 참지 않으셨나요?"

"네, 소변을 왜 참아야 하죠?"

"부인과 초음파검사는 소변을 참으셔야 합니다. 모르셨어요?"

"방금 소변검사를 했는데요. 그걸 알았으면 초음파검사를 먼저 했을 거예요." 샤오팡은 불만 섞인 목소리로 말했습니다.

"그럼 지금 초음파검사를 할 수 없습니다. 우선 물을 좀 마신 뒤 소변을 충분히 참았다가 다시 오세요." 의사는 어쩔 수 없다는 듯 이렇게 말했습니다.

"그럼 언제까지 기다려야 하죠?"

샤오팡은 생각했습니다. '진료가 어쩜 이렇게 복잡한 거야?'

[예문]

[1]

① 난처한 그녀의 모습을 보고 나는 울 수도 웃을 수도 없었다.

② '오토바이 금지령'으로 인해 시민들은 수중에 있는 오토바이를 몰지도 버리지도 못하고 난처할 뿐이다.

③ 나는 갈 수도 가지 않을 수도 없어 정말 난처하다.

[2]

① 정말 참을 수 없을 때가 되어서야 병원에 가는 사람이 많다.

② 건장한 청년 3명이 택시 기사를 폭행하는 것을 보고 길 가던 시민이 차마 두고 볼 수 가 없어 몇 마디 했다가 함께 폭행을 당했다.

③ 일한 지 벌써 몇 년이나 되었는데 초보자 같은 실수를 하는 것에 대해서 더는 할 말이 없고, 태도상의 문제라고밖에 할 수 없다.

[3]

① 우선 대변검사를 하고 혈액검사를 하세요. 검사서를 작성해 드리겠습니다.

② 주사 한 대 놔드리고 사흘치 약을 처방해 드리겠습니다.

③ 그는 의사자격증을 취득하지 못한 상황에서 환자에게 처방전을 발급하고 주사를 놓는 등 진료 행위를 했다.

3) 타이완 '건강검진' 관광

[본문]

▶ 타이완 개인여행, 건강검진 프로그램 날로 인기

중국 본토 관광객의 타이완 자유여행이 시작되면서 관광과 동시에 타이완 병원에서 건강검진을 받는 중국 관광객들이 늘고 있습니다. 바로 타이완 관광업계가 중국 본토의 개인 관광객을 위해 출시한 타이완 테마관광 프로그램의 일환으로, 관광을 즐기는 한편 여가 시간을 이용해 타이완의 의료 서비스를 체험할 수 있습니다.

여기는 타이베이 신광(新光)병원의 건강검진센터입니다. 오늘 이곳에서는 상하이에서 온 아버지와 아들을 손님으로 맞았는데요, 바로 지난 28일 시작된 '중국 본토 주민 타이완 개인여행'의 첫 번째 관광객입니다. 올해 85세이신 왕더지(王德基) 할아버지는 이번 타이완 관광은 자신의 소원을 이루기 위한 것이라고 말했습니다.

아들 왕서우(王首) 씨는 올해 85세로 뇌졸중 병력이 있는 부친이 타이완의 건강검진 설비와 서비스가 우수하다는 말을 듣고 타이완 관광과 겸해 검사를 받고 싶어했다고 말했습니다. 오늘 왕씨 부자는 혈액검사 12항목, 심장초음파검사 그리고 256채널 MDCT 심혈관 조영검사 등 세 가지 검사 프로그램을 선택했습니다.

40분의 검사가 끝나고 바로 맛있는 영양식이 준비되었습니다. 영양식은 건강검진센터의 영양사가 만든 것으로 열량을 700~750칼로리로 조절했을 뿐만 아니라 보기에도 좋고 맛도 일품입니다. 타이완 건강검진센터의 맞춤형 서비스는 왕씨 부자에게 깊은 인상을 남겼습니다.

왕씨 부자가 받은 검사는 일인당 3,600위안으로, 중국 본토의 건강검진센터와 비교해 볼 때 타이완 관련 업계의 가격 대 성능비는 경쟁력이 매우 크다고 할 수 있습니다.

[예문]

[7]

① 진료카드는 본인이 보관해야 한다.

② 장례의 모든 형식, 절차, 비용은 모두 가족이 결정해야 한다.

③ 레이저 제모는 의사가 시술하는지 간호사가 하는지 궁금합니다.

④ 본원은 '간병인 없는 병실'을 운영합니다. 세수, 머리 손질 등은 모두 간호사가 담당하므로 환자의 가족들은 한시름 놓을 수 있습니다.

[8]

① 첫 번째 검사와 비교해 볼 때 검사 결과가 비교적 좋다.

② 딸과 비교하여 아버지의 병세는 더욱 심각하다. 아버지는 교통사고로 내장까지 손상되었다.

③ 최근 한국에 의료관광을 오는 외국인이 매년 증가하고 있지만 다른 나라와 비교해 볼 때 차이가 여전히 크다.

④ 태국이나 싱가포르 등 경쟁국과 비교하여 한국의 수술은 가격 대 성능비가 높다. 일부 수술의 경우 비용이 싱가포르나 태국의 절반 수준이다.

⑤ 동종 제품과 비교하여 정가가 높지 않으므로 상당히 가격경쟁력이 있다.

5. 행사 · 홍보

1) 행사 일정표

[본문]

医疗旅游说明会举办计划

□ 活动概要

- 时间： 2010. 6. 24(周四)～6. 29(周二)
- 地点： 中国北京
- 参加： 11名
- 主要内容

① 参加2010北京国际旅游博览会

- 时间： 2010. 6. 25(周五)～6. 27(周日)
- 参加： 在韩国馆(由韩国旅游发展局承办)内，与江原道观光营销事业团共同设置展台($2\times9m^2$)，以便促进宣传活动。

② 在北京举办江原道医疗旅游说明会

- 时间： 北京 6. 25(周五)
- 活动内容： 针对代理商开展小型旅游交易会，播放宣传视频，介绍江原道医疗旅游商品等

□ 活动具体计划

- 活动名称： 2010北京国际旅游博览会(Beijing International Tourism Expo 2010)
- 时间： 2010. 6. 25～6. 27
- 地点： 中国国际展览中心
- 承办： 新加坡CEMS
- 主办： 北京市旅游局
- 规模： 82个国家参加，12万人参观(以2009年为准)

• 活动特点： 在北京市旅游局的支持下召开的北京唯一定期旅游博览会

1 参加2010北京国际旅游博览会

• 参加背景： 在中国难以进行医疗旅游的公开营销和宣传活动，鉴于中国市场的情况，充分利用旅游博览会会达成营销效果。

• 内容： 设置江原道医疗旅游宣传展台，进行营销促销

- 由旅游发展局统一设计医疗旅游等图案

  ⇒ 旅游及医疗服务照片已经传送，随后确定设计

- 安排翻译，医院工作人员及代理者参加宣传活动

• 准备事项

- 制作医疗旅游特色商品宣传材料以及纪念品等

- 发送医疗旅游宣传小册等宣传材料

2 江原道医疗旅游说明会

• 活动概要

- 时间： 6. 25(周五)，18:00～21:00(三个小时)

- 地点： 北京市区酒店

- 规模： 100名左右

- 日程安排

时间	所需时间	活动内容	备注
总计	**120分钟**		
18:00～19:00	60	针对当地公司召开小型旅游交易会	▸ 鸡尾酒招待会
19:00～19:05	5	主要人士入场，简介活动日程	▸ 主持人
19:05～19:10	5	江原道医疗旅游中心主任致词	
19:10～19:15	5	当地人士致贺词	▸ 韩国旅游发展局支社首席代表
19:15～19:20	5	介绍参加人士	
19:20～19:25	5	播放医疗旅游宣传视频	
19:25～20:00	35	介绍医疗旅游商品及问答	▸ 说明：韩语 → 汉语(翻译)
20:00～20:55	55	敬酒及晚宴	▸ 敬酒：当地人士
20:55～21:00	5	致词及闭会	

- 准备事项
  - 确定参加人员，预定住宿及机票等
  - 制作医疗旅游特色商品宣传手册、纪念品和演示资料等
  - 制作活动横幅、X展架、名牌和胸卡等
  - 准备和翻译活动主持稿、致词及报道资料等

[예문]

[1]

① 이번 행사는 중국국가에너지국과 미국에너지부가 공동 주최하고 베이징대학교가 주관한다.

② 포럼과 상담회는 매년 한 차례 개최되며 '공동 주최, 순환 주관'의 원칙에 따라 다음 회의는 하이난성 인민정부에서 주관한다.

③ 이번 대회는 포르셰 차이나가 주최하고 스탠다드차타드은행이 협찬하며 샤먼 포르셰 센터가 공동으로 후원한다.

④ 이번 대회는 루브르가구그룹이 주최하고 광둥피아노학회가 후원한다. 본 대회의 공익성과 공평성을 위해 주최측은 상업적인 협찬을 철저히 배제했다.

[2]

❖

① 医院运营压力开始加大。

② 目前医院网站正在试运行阶段。

③ 我安装了微软最新操作系统。

④ 大学毕业后，他在北京开起了咖啡馆。

[3]

① 답례로 조그만 선물을 준비했습니다. 받아주세요.

② 저희가 준비한 작은 선물입니다. 받아주세요.

③ 변변치 않은 선물이라 송구스럽습니다.

④ 작은 성의에 불과합니다. 제 마음을 다 표현하기에는 부족하오니 흔쾌히 받아주시기 바랍니다.

⑤ 감사를 표시하기 위해 제가 저희 병원을 대표해 기념될 만한 선물을 조금 준비했으니 받아주시기 바랍니다.

[4]

① 중국 정부는 성대한 의식을 개최하여 참석한 귀빈을 환영했다.
② 맥주축제는 다음 주에 열린다.
③ 오늘 오전 8시에 기자회견을 했다.
④ 학생회는 스피치훈련강좌를 열었다.
⑤ 세미나는 이미 여러 차례 개최된 바 있다.
⑥ 학술회의의 개최를 진심으로 축하합니다.
⑦ 제10회 상품박람회가 10월 18일 상하이시에서 개최될 예정이다. 이전에 상하이시는 제9회 상품박람회를 성공적으로 개최한 바 있다.
⑧ 베이징시 금융업무국에서 개최하는 '금융서비스데이' 행사가 허핑공원에서 열렸으며 본 행사에서 건설은행은 좌담회를 열었다.

2) 행사 시나리오

[본문]

医疗旅游说明会主持稿

□ 19:00～19:05(5分钟)：简介说明会议程及宣布开会 《主持人》

• 各位好！

请允许我先来介绍一下今天说明会的议程。

首先，由医疗旅游支援中心主任○○○先生致词，

然后，由韩国旅游发展局北京支社首席代表△△△先生致贺词。

接下来，请欣赏医疗旅游宣传视频，用PPT介绍医疗旅游商品，并提供现场答疑。

最后，为与会人士敬酒，共进晚餐，结束今天的说明会。

• 现在，医疗旅游说明会正式开始。

□ 19:05～19:10(5分钟)：医疗旅游支援中心主任致词

• 有请医疗旅游支援中心主任○○○先生致词。

□ 19:10～19:15(5分钟)：韩国旅游发展局北京支社首席代表致贺词

• 下面，有请韩国旅游发展局北京支社首席代表△△△先生致贺词。

□ 19:15～19:20(5分钟)：介绍与会人士

• 接下来介绍一下今天参加说明会的有关人士。

□ 19:20～19:25(5分钟)：播放医疗旅游宣传视频

• 接下来，请各位在五分钟的时间里欣赏医疗旅游宣传视频。

□ 19:25～20:00(35分钟)：用PPT介绍医疗旅游商品，进行问答(PPT)

• 接下来，用PPT介绍医疗旅游商品，并进行问答。

- 首先，请◎◎医院健康体检中心组长▣▣▣先生来发言。

- 其次，请○○医院健康体检中心组长▥▥▥先生来发言。

□ 20:00～20:55(55分钟)：敬酒及晚餐

- 在今天的晚餐开始之前，○○○先生为各位敬酒。

  请各位举杯。
- 希望各位尽情享用今天的晚宴。

□ 20:55～21:00(5分钟)：闭会

- 我再次向参加今天说明会的各位表示感谢，希望以后能够在韩国见到各位。

  谢谢大家！

[예문]

[1]

① 지금부터 한중 성형미용회의의 개막식을 시작하겠습니다.

② 오늘 개막식에 참석한 관료와 귀빈 여러분을 소개해 드리겠습니다.

③ 중국성형미용협회를 대표해 이번 회의의 성공적인 개최를 진심으로 축하하는 바입니다.

④ 제가 소개해 드리겠습니다. 이분은 김성환 외과 과장님입니다.

[2]

① 후진타오(胡錦濤) 중국 국가 주석

② 원자바오(溫家寶) 중국 국무원 총리

③ 시진핑(習近平) 중국 국가 부주석

④ 现代汽车集团总裁郑梦九

[3]

① 우리 모두 일어나서 건배합시다.

② 먼저 우리의 협력을 위해 건배합시다.

③ 우리의 원만한 협력을 기원합니다.

④ 우리의 우정을 위하여!

⑤ 제가 먼저 건배를 청하겠습니다.

⑥ 제가 술을 잘 못하는데 물로 대신해도 되겠습니까?

⑦ 편하신 대로 드세요.

⑧ 다시 한 번 건배합시다. 모두 만사형통하길 빕니다!
⑨ 자, 우리 먼저 한잔 하자. 너도 같이하자.
⑩ 자, 우리끼리 한잔 하자.

[4]
① 会议就要开始了。请各位准备一下。
② 时间已经到了，请各位入场就座。
③ 现在"第一届翰林美容整形研讨会"正式开始！
④ 尊敬的各位来宾，大家好！
⑤ 各位来宾，女士们先生们，大家好！
⑥ 我是主持人。
⑦ 我是本次会议的主持人○○○。
⑧ 今天能够见到各位来宾，我感到十分高兴。
⑨ 在这美丽的城市春川，能够与各位见面，我感到十分荣幸。
⑩ 我谨向在百忙之中参加本次会议的各位表示衷心的感谢。
⑪ 各位在百忙之中抽出宝贵的时间参加本次研讨会，对此我表示由衷的谢意。
⑫ 今天在春川举行这样的活动，我觉得意义十分深远(非凡)。
⑬ 借此机会，我向各位表示深深的感谢。
⑭ 首先简单地介绍一下本次研讨会的讲演者。
⑮ 今天我们学会邀请了两位美容整形专家。
⑯ 现在，正式开始本次研讨会的第一个发言。
⑰ 首先，请○○○先生来发言。
⑱ 请各位以掌声表示欢迎。
⑲ 大家以热烈的掌声表示欢迎。
⑳ 发言时间为20分钟。
㉑ 请务必遵守时间。
㉒ 谢谢王先生的精彩发言。
㉓ 现在休息十分钟。
㉔ (时间)继续开会。
㉕ 由于时间的关系，今天的会议就此结束了。
㉖ 请各位见谅！

㉗ 希望各位在春川度过愉快的时光。

㉘ 那么，今天的研讨会就此结束了，谢谢大家！

3) 연설문

[본문]

医疗旅游说明会中心主任致词

尊敬的各位来宾：

大家好！

首先，非常感谢各位今天参加江原道医疗旅游说明会。在此，我向为筹备本次说明会而不辞辛劳的韩国旅游发展局及有关人士表示衷心的感谢。

江原道位于韩半岛中部东侧，森林占江原道面积的82%。森林所释放出来的氧气量最大，所以江原道也被称为“韩国的肺部”。

南北韩之间的“非武装地带”（DMZ）横穿江原道，在南北韩都有同名的江原道，所以江原道是韩半岛唯一的“分裂道”。山、山谷、江水、大海等得天独厚的自然景观和清澈的水以及清新的空气都是江原道的资产。由于这些资产，很多国内外游客光顾江原道，所以还被称为“韩国旅游首选之地”。

江原道有很多韩流电影和电视剧的拍摄地。医疗机器、生物和新材料等生命健康产业是江原道的代表性产业。

因此，韩国政府考虑到江原道的特点和优势，把医疗旅游指定为江原道的先导产业，并给予大力支持。江原道毗邻首尔等首都圈，交通网络四通八达，便于往来流动。

今天要给大家介绍的两家医院都位于江原道的最东端——东海。从韩国的枢纽机场仁川机场到江陵坐车仅三个小时就可以到达。

江陵附近的襄阳国际机场开通至沈阳的航班，中国东方航空的包机每周二、六往返于襄阳和沈阳之间。

特别是在江原道可以欣赏列入联合国教科文组织非物质文化遗产的端午祭等很多文化遗产。

众所周知，2018年冬季奥林匹克运动会将在江原道平昌举行，将举行花样滑冰、速滑、冰球和冰壶等室内比赛的平昌冬奥会主赛场，离江陵只有三十分钟车程。

此外，沿着海岸线建有镜浦台等很多清净美丽的海滨浴场。在度假村里，您可享受高尔夫球、滑雪以及其他各种休闲运动、SPA、温泉等。一流的休闲设施将为您提供舒适快乐的旅游。

尤其需要指出的是，我们江原道，是一个充满人情味的地方。因此，访问江原道，您可找到健康和活力。

两家医疗机构和两家医疗旅游公司也参加了今天的说明会。希望各位抓紧时间充分交流，并以此为契机，成为良好的合作伙伴。

我再次向参加今天说明会的各位表示感谢。

谢谢！

[예문]

[1]

① 친절한 접대에 감사드립니다.
② 그동안 저희에게 보내 주신 성원에 감사드립니다.
③ 여러분의 따뜻한 환대에 깊은 감사를 드립니다.
④ 이 기회를 빌려 진심으로 감사드립니다.
⑤ 전체를 대표하여 다시 한 번 감사의 말씀을 드립니다.
⑥ 내빈 여러분께 진심으로 감사드립니다.
⑦ 이에 전문가 여러분께 깊은 감사의 말씀 전하는 바입니다.

[2]

① 존경하는 내외 귀빈 여러분, 신사 숙녀 여러분, 안녕하십니까?
② 오늘 우리는 모두 한자리에 모여 상하이증권거래소가 주최하는 제8회 중국기업지배구조 포럼에 참석했습니다.
③ 우선 상하이시 인민정부를 대표하여 국내외의 전문가와 학자들을 진심으로 환영하는 바이며, 이번 행사의 개최를 진심으로 축하합니다.
④ 천고마비의 아름다운 계절 가을에 제5회 한중비즈니스 포럼이 성대하게 개막되었습니다.

⑤ 아름다운 역사와 문화의 도시 톈진에서 제3회 언론세미나에 참석할 기회를 가지게 되어 매우 기쁘고 영광으로 생각합니다. 특히 이 자리에서 강연을 하게 되어 더욱 영광으로 생각하며 세미나 조직위원회에 진심으로 감사를 드리는 바입니다.

⑥ 봄은 만물이 소생하는 계절입니다. 한중 양국의 기업인이 이렇게 아름다운 계절에 모여 협력과 공동의 발전을 모색함으로써 향후 양국의 경제, 무역관계는 이 아름다운 봄처럼 생기와 희망으로 가득하게 될 것입니다.

[3]

① 끝으로 여러분이 창춘에 계시는 동안 건강하시고 즐거우시길 진심으로 기원합니다! 감사합니다!

② 끝으로 이번 포럼이 성공적으로 마무리되길 기원합니다. 여러분 감사합니다!

③ 이번 세미나가 성공적으로 개최되리라 생각합니다. 여러분 감사합니다.

④ 자리에 계신 기업인들이 모두 건강하시고 사업이 번창하며 만사형통하시길 기원합니다!

IV. 의료용어 퀴즈

IV. 의료용어 퀴즈

학습목표

통번역을 잘하기 위해서는 단순히 용어를 암기하는 것을 넘어서, 용어의 개념을 제대로 이해하고 설명할 수 있어야 합니다. 진료과 별로 자주 나오는 의학용어에 대한 정의를 찾아 짝지어 보고, 용어의 의미를 우리말로 설명해 봅니다.

1. 진료과 공통

1) 용어

(1) 门诊 ____
(2) 病历 ____
(3) 急诊 ____
(4) 复发 ____
(5) 病史 ____

(6) 感染 ____

(7) 先兆 ____

(8) 主诉 ____

(9) 根治 ____

(10) 预后 ____

(11) 处方 ____

(12) 配药 ____

2) 정의

a. 医生对病人病情的诊断和治疗方法的记录。

b. 病人曾经患过的疾病及治疗情况。

c. 病人在看病时对自己病情的描述, 包括主要症状及其持续的时间等。

d. 病人得病之前身体不适的反应。

e. 同一种病反复发作。

f. 彻底治愈疾病, 使疾病不再复发。

g. 医生在医院或诊所里对病人进行诊疗, 给予不住院的初步诊断和用药的行为。

h. 紧急救治和抢救。

i. 医生对患者病情进展的估计及疾病恢复可能性的预测。

j. 细菌、病毒、寄生虫等病原体侵入人体所引起的局部组织和全身性炎症反应。

k. 按处方调制药品

l. 医生诊病后给病人开列的药物名称、用量、用法等。

2. 내과

1) 용어

(1) 肺炎 ____
(2) 食物中毒 ____
(3) 保守治疗 ____
(4) 免疫力 ____
(5) 心悸 ____
(6) 输液 ____
(7) 糖尿病 ____
(8) 咯血 ____
(9) 潜血 ____
(10) 水样便 ____
(11) 便秘 ____
(12) 发冷 ____
(13) 炎症 ____
(14) 过敏 ____
(15) 胃溃疡 ____

2) 정의

a. 食用了被有害物质污染的食品或者食用了含有害物质的食品后出现的急性疾病。主要症状有发热、休克、腹泻、恶心、呕吐、腹痛、脱水等。

b. 由遗传因素、免疫功能紊乱、微生物感染及其毒素、精神因素等等各种致病因子作用于机体导致胰岛功能减退、胰岛素抵抗等而引发的糖、蛋白质、脂肪、水和电解质等一系列代谢紊乱综合征。典型病例可出现多尿、多饮、多食、消瘦等。

c. 其症状有发热、呼吸急促、持久干咳、深呼吸和咳嗽时胸痛，有小量痰或大量痰，可能含有血丝。

d. 又名打点滴或者挂水。是由静脉滴注输入体内的大剂量注射液。

e. 对花粉、食物、药物等某些物质或受冷等物理状况所产生的超常的或病理的反应。

f. 机体对有害刺激产生的以防御为主的反应现象，局部多有红、热、肿、痛及功能障碍等症状。

g. 喉部或喉以下呼吸道出血经口腔排出。

h. 稀得像水一样的大便。

i. 在高热病人的体温上升期，常伴有畏寒、寒战等症状。

j. 胃黏膜发生溃烂的疾病，症状是饭前、饭后上腹部疼痛、恶心、呕吐、嗳气等。

k. 肉眼看不到、显微镜也无法观察到、只有用化学方法才可能测出来的出血。

l. 不做手术、用药物进行治疗的方法。内科的治疗方法。

m. 一种自觉心脏跳动的不适感或心慌感。

n. 指大便次数少或排便困难，也指粪便坚硬或排便不尽的感觉。

o. 人体自身的防御机制，是人体识别和消灭外来侵入的任何异物，处理衰老、损伤、死亡的自身细胞以及识别和处理体内突变细胞和病毒感染细胞的能力。

3. 외과

1) 용어

(1) 热敷 ____
(2) 微创手术 ____
(3) 并发症 ____
(4) 冷敷 ____
(5) 麻药 ____
(6) 物理治疗 ____
(7) 输血 ____
(8) 麻醉 ____
(9) 阑尾炎 ____
(10) 关节炎 ____
(11) 伤口 ____
(12) 抗生素 ____
(13) 缝合 ____

2) 정의

a. 能引起全身或局部暂时失去知觉的药物，又称“麻醉药”。

b. 进行手术或诊断性检查操作时，为消除病人疼痛、保障病人安全、创造良好的手术条件而采取的辅助方法，有时也用来控制疼痛。

c. 切口比普通手术小得多的手术，具有创伤小、疼痛轻、恢复快的特点。

d. 一种常见的慢性疾病，由炎症、感染、创伤或其他因素引起的关节炎性病变，属风湿学科疾病。

e. 用冰袋或冷湿毛巾敷于头额、颈后或病变部位皮肤上。主要目的是促使局部血管收缩，控制小血管的出血和减轻疼痛，达到消肿止痛之功效。

f. 一种物理治疗方式，一般可利用热毛巾、暖水袋、暖袋，直接敷治患处。该疗法具有扩张血管、改善局部血液循环、促进局部代谢的作用，有益于疾病的恢复。

g. 临床上一项重要的抢救和治疗措施，该疗法尽可能在血型相同的个体间进行。

h. 阑尾发炎的病，多由于病菌、寄生虫或其他异物侵入阑尾引起。主要症状有右下腹疼痛、恶心、呕吐等。

i. 一种疾病在发展过程中引起另一种疾病或症状。

j. 治疗疾病的一种方法，即不用药物，而是用物理的方法针对病变部位来进行治疗。

k. 手术完成后用特制的针线把刀口或伤口缝上。

l. 皮肤、肌肉等受伤破裂或手术开口的地方。

m. 某些微生物或动植物所产生的或人工合成的化学物质，用于治疗各种细菌感染或抑制致病微生物感染。

4. 성형외과

1) 용어

(1) 酒窝 ____
(2) 隆胸术 ____
(3) 朝天鼻 ____
(4) 肉毒素 ____
(5) 内眦赘皮 ____
(6) 脱发 ____
(7) 瓜子脸 ____
(8) 开眼角手术 ____
(9) 硅胶 ____
(10) 双眼皮手术 ____
(11) 隆鼻术 ____
(12) 杏核眼 ____
(13) 微整形 ____
(14) 塌鼻子 ____
(15) 膨体 ____
(16) 吸脂 ____
(17) 假体 ____
(18) 玻尿酸 ____
(19) 鼻中隔 ____
(20) 丰唇 ____
(21) 鹰钩鼻 ____
(22) 填充剂 ____
(23) 脱毛 ____

2) 정의

a. 切除内、外眦赘皮的手术，一般使用于眼裂小，有内眦赘皮的眼睛。

b. 一片遮盖内眦部的半月状皮肤皱褶。

c. 又称重睑术，是整形外科最常见的手术之一。

d. 又大又圆的眼睛，眼头和眼尾都比较尖，眼睛呈杏核状。

e. 上部略圆、下部略尖的脸型，多用于形容美女。

f. 通过植入适当材料来改变鼻的高度和形态的手术。

g. 对小乳房进行扩大的手术。

h. 鼻梁没有明显突出的鼻子。

i. 比较新兴、比较昂贵的隆鼻材料，和人体可以完全长在一起。

j. 目前普及度最高、最常用的隆鼻材料。

k. 把鼻腔分成左右两部分的组织。

l. 鼻孔朝上，鼻孔露得多，鼻梁短。

m. 在鼻梁的上端有凸起，形似驼峰状，鼻尖有点下勾。

n. 一种替代人体某个肢体、器官或组织的医疗器械。

o. 不需开刀，短时间就能变美变年轻的整形手术。

p. 一般用于隆鼻、隆下巴、丰唇、填充凹陷的脸部及皱纹等微整形手术。

q. 一种神经毒素，使肌肉麻痹而达到萎缩或除皱的目的。

r. 一种透明质酸，是人体中储存水分，保持肌肤弹性的物质。

s. 通过注射等各种方式使嘴唇充盈饱满。

t. 使用仪器和高超的医术而结合，经过小针眼，采用局部麻醉，除去多余的皮下脂肪。

u. 因病理原因造成的头发大量脱落现象。

v. 通过技术及产品祛除腋部、腿部、手部等部分的毛发，达到干净美观的效果。

w. 在做表情时微笑，若是颜面部的肌肉相互牵动，而产生凹陷。

5. 피부과

1) 용어

(1) 色素沉着 ____
(2) 青春痘 ____
(3) 磨皮术 ____
(4) 鱼尾纹 ____
(5) 异位性皮炎 ____
(6) 足癣 ____
(7) 紫外线 ____
(8) 雀斑 ____
(9) 鼻唇沟 ____
(10) 烧伤 ____
(11) 疙瘩 ____
(12) 麻疹 ____
(13) 荨麻疹 ____

2) 정의

a. 利用物理机械磨擦及激光磨削等方式，磨去面部瘢痕、色素斑点等皮肤问题。

b. 通常说的湿疹的一种，是具有家族遗传倾向的慢性过敏性皮肤病。

c. 由于毛囊及皮脂腺阻塞、发炎所引发的一种皮肤病。

d. 一种浅褐色小斑点，针尖至米粒大小，常出现于前额、鼻梁和脸颊等处。

e. 人体皮肤由于各种原因而导致皮肤呈现不同颜色、不同深浅及不同范围的色素变化。

f. 出现在人的眼角和鬓角之间出现的皱纹。

g. 鼻翼两侧与嘴唇之间的一条明显脸部褶皱。它会随时间的推移，慢慢变深，影响脸部的美观。

h. 它强烈作用于皮肤时，皮肤上可出现红斑、痒、水疱、水肿等，并加速皮肤衰老；严重的还可引起皮肤癌。

i. 机体直接接触高温物体或受到强的热辐射所发生的变化。

j. 它是指发生在趾掌面的霉菌性皮肤病。

k. 一种过敏性皮肤病，皮肤上成片地红肿发痒，而且可有发烧、腹痛、腹泻或其他全身症状。

l. 小儿易感染的急性传染病。先高烧、咳嗽、流涕、畏光，呼吸道和结膜发炎，然后全身起红色的丘疹。

m. 皮肤或肌肉上凸起的硬块。

6. 안과

1) 용어

(1) 白内障 ____

(2) 斜视 ____

(3) 隐形眼镜 ____

(4) 失明 ____

(5) 眼花 ____

(6) 视网膜 ____

(7) 青光眼 ____

(8) 远视眼 ____

(9) 色盲 ____

(10) 麦粒肿 ____

(11) 刺眼 ____

(12) 角膜 ____

(13) 近视眼 ____

2) 정의

a. 看近清楚，看远模糊。光线进到眼睛后，不能恰好落在视网膜上，而是落在视网膜前面，因此看到的物像模糊不清。

b. 由先天或后天等各种因素引起的晶状体混浊，视力下降。老化、遗传、代谢异常、外伤、中毒和营养不良等都可引起晶状体混浊。

c. 一种戴在眼球角膜上，用以矫正视力或保护眼睛的镜片。

d. 眼睛最前面的透明部分，覆盖虹彩和瞳孔，并为眼睛提供大部分屈光力。

e. 一种引起视神经损害的疾病。视神经由很多神经纤维组成，当眼内压增高时，可导致神经纤维损害，引起视野缺损。

f. 狭义指视力丧失到全无光感，广义指双眼失去辨解周围环境的能力。

g. 一种先天性色觉障碍疾病，患者不能分辩自然光谱中的各种颜色或某种颜色。

h. 它居于眼球壁的内层，是一层透明的薄膜，把光线转换成视觉，然后通过视神经把信息传递给大脑。

i. 光线过强，使眼睛感到不舒服。

j. 视力模糊，看东西模糊不清。

k. 它是指两眼不能同时注视目标。

l. 俗称“针眼”，是睫毛毛囊附近的皮脂腺的急性化脓性炎症。

m. 远处的东西看得见，近处的东西看不清。

7. 치과

1) 용어

(1) 口臭 ____
(2) 智牙 ____
(3) 假牙 ____
(4) 牙线 ____
(5) 种植牙 ____
(6) 银汞合金 ____
(7) 恒牙 ____
(8) 咀嚼 ____
(9) 龋齿 ____
(10) 洗牙 ____
(11) 倒牙 ____
(12) 补牙 ____
(13) 牙斑 ____
(14) 复合树脂 ____

2) 정의

a. 俗称虫牙、蛀牙，是指牙齿组织逐渐毁坏形成缺损的一种疾病。

b. 用人造物质修补牙体缺损的方法。

c. 一种特殊类型的合金，可由汞与一种或多种金属形成，用于牙体修复。

d. 树脂材料的颜色接近牙齿原色，效果非常美观，所以大多数用在前牙。

e. 在医学上被称为牙齿感觉过敏，又称牙本质敏感症，是指牙齿遇到在通常生理范围内不致产生反应的外界刺激时出现异常酸痛感。

f. 在植入的人工牙根上镶装假牙，是当今国际口腔医学界公认的缺牙首选修复方式。

g. 用牙齿磨碎食物。

h. 用金属或化学材料制成的牙齿，用以替代缺落的自然牙齿，也说义齿。

i. 嘴里发出的难闻气味。多由龋齿、口腔炎症、消化不良等引起。

j. 一种用来清除牙缝间食物残渣和牙菌斑的细线。

k. 人类口腔后边最晚长出的4颗恒牙，一般在18-22岁才长出来，有的人终生不长。

l. 乳牙脱落后长出的牙齿。

m. 粘附在牙齿表面或口腔其他软组织上的微生物群。它与龋病和牙周病的发生有密切的关系。

n. 用器械除去附着在牙齿上的牙石和牙斑，又称洁牙。

8. 산부인과

1) 용어

(1) 痛经 ____

(2) 阵痛 ____

(3) 催产素 ____

(4) 临产 ____

(5) 贫血 ____

(6) 怀孕 ____

(7) 破水 ____

(8) 剖腹产 ____

(9) 预产期 ____

(10) 流产 ____

(11) 羊水 ____

(12) 引产 ____

(13) 孕吐 ____

(14) 脐带 ____

2) 정의

a. 通过人工的方法促使孕妇终止妊娠。

b. 医学上推测孕妇分娩的日期。

c. 即将分娩。

d. 一种有促进子宫收缩作用的激素。

e. 妇女月经前或经期中下腹疼痛的症状，也说经痛。

f. 人体血液中红细胞的数量或血红蛋白的含量低于正常数值。

g. 又称妊娠，指妇女在体内有一个或多个胎儿。

h. 妊娠以后，大约从第5周开始会出现恶心、呕吐等症状。

i. 胎盘内层羊膜分泌的液体，可使胎儿免受震荡，也能减少胎儿活动对孕妇的刺激。

j. 分娩时由于子宫的收缩而引起的一阵一阵的疼痛。

k. 羊膜破裂羊水流出的现象。

l. 产科手术，医生剖开产妇的腹壁和子宫，取出婴儿。

m. 胎儿与母体的胎盘相连的带状物。

n. 妊娠不足七个月的胎儿，自然地或用人工方法使其从子宫排出。

▶ 퀴즈 답안

1) 진료과 공통

(1) 门诊 g (2) 病历 a (3) 急诊 h (4) 复发 e
(5) 病史 b (6) 感染 j (7) 先兆 d (8) 主诉 c
(9) 根治 f (10) 预后 i (11) 处方 l (12) 配药 k

2) 내과

(1) 肺炎 c (2) 食物中毒 a (3) 保守治疗 l (4) 免疫力 o
(5) 心悸 m (6) 输液 d (7) 糖尿病 b (8) 咯血 g
(9) 潜血 k (10) 水样便 h (11) 便秘 n (12) 发冷 i
(13) 炎症 f (14) 过敏 e (15) 胃溃疡 j

3) 외과

(1) 热敷 f (2) 微创手术 c (3) 并发症 i (4) 冷敷 e
(5) 麻药 a (6) 物理治疗 j (7) 输血 g (8) 麻醉 b
(9) 阑尾炎 h (10) 关节炎 d (11) 伤口 l (12) 抗生素 m
(13) 缝合 k

4) 성형외과

(1) 酒窝 w (2) 隆胸术 g (3) 朝天鼻 l (4) 肉毒素 q
(5) 内眦赘皮 b (6) 脱发 u (7) 瓜子脸 e
(8) 开眼角手术 a (9) 硅胶 j (10) 双眼皮手术 c
(11) 隆鼻术 f (12) 杏核眼 d (13) 微整形 o
(14) 塌鼻子 h (15) 膨体 i (16) 吸脂 t (17) 假体 n
(18) 玻尿酸 r (19) 鼻中隔 k (20) 丰唇 s
(21) 鹰钩鼻 m (22) 填充剂 p (23) 脱毛 v

5) 피부과

(1) 色素沉着 e　(2) 青春痘 c　(3) 磨皮术 a　(4) 鱼尾纹 f
(5) 异位性皮炎 b　(6) 足癣 j　(7) 紫外线 h　(8) 雀斑 d
(9) 鼻唇沟 g　(10) 烧伤 i　(11) 疙瘩 m　(12) 麻疹 l
(13) 荨麻疹 k

6) 안과

(1) 白内障 b　(2) 斜视 k　(3) 隐形眼镜 c　(4) 失明 f
(5) 眼花 j　(6) 视网膜 h　(7) 青光眼 e　(8) 远视眼 m
(9) 色盲 g　(10) 麦粒肿 l　(11) 刺眼 i　(12) 角膜 d
(13) 近视眼 a

7) 치과

(1) 口臭 i　(2) 智牙 k　(3) 假牙 h　(4) 牙线 j
(5) 种植牙 f　(6) 银汞合金 c　(7) 恒牙 l　(8) 咀嚼 g
(9) 龋齿 a　(10) 洗牙 n　(11) 倒牙 e　(12) 补牙 b
(13) 牙斑 m　(14) 复合树脂 d

8) 산부인과

(1) 痛经 e　(2) 阵痛 j　(3) 催产素 d　(4) 临产 c
(5) 贫血 f　(6) 怀孕 g　(7) 破水 k　(8) 剖腹产 l
(9) 预产期 b　(10) 流产 n　(11) 羊水 i　(12) 引产 a
(13) 孕吐 h　(14) 脐带 m

참고문헌

1. 국내 문헌

곽중철 역(2009), 『의료통역입문 : 문화간 의사소통 어떻게 하나, Medical Interpreting and Cross-cultural Communication(Angelelli, Claudia V)』, 한국외국어대학교 출판부.

김남이(2011), 『중국어권 의료관광 서류의 번역과 작성』, 소화.

_____(2011), 『중국어권 의료 용어』, 소화.

김선·박주현·허예라 공역(2008), 『의료 커뮤니케이션(제2판), Communication Skills for Medicine, 2nd ed.(Margaret Lloyd, Robert Bor)』, 아카데미프레스.

김윤수 역(2008), 『미녀냐 추녀냐, 不實な美女か貞淑な醜女(ブス)か(米原万里)』, 마음산책.

남궁양석 외(2006), 『중국의 언어와 문화』, 학고방.

도영태·김순희(2006), 『직장예절』, 영진미디어.

박영종 역(2002), 『중국문화에 담긴 중국어 이야기, 汉语与中国文化(鲁宝元)』, 다락원.

백태선(2008), 『양한방 똑똑한 병원 이용』, 전나무숲.

선경·오동주 공역(2009), 『의사를 위한 영어실전 연습 표현법 500 외래 진료편, 今日から役立つ!? 師のための英?話フレ-ズ500(오이 시즈오, 우에무라 겐이치)』, 고려의학.

소윤희(2011), 『의료관광을 위한 코디영어 길라잡이』, 포널스출판사.

손지봉(2006), 『한권으로 끝내는 중국어 통역』, 지영사.

신동수 외(2010), 『의학용어와 의료커뮤니케이션』, 포널스출판사.

이종순·남궁양석(2011), 『테마가 있는 관광 중국어(한국편)』, 차이나하우스.

임채우 역(1999), 『언어의 금기로 읽는 중국문화 : 신성함에서 더러운 것까지 taboo의 의식구조, 中國語言避諱習俗(李中生)』, 동과서.

지제근(2006), 『지제근박사의 의학용어 이야기』, 아카데미아.

한국관광공사(2011), 『의료관광 중국어 매뉴얼』, 한국관광공사.

한국보건복지인력개발원(2010), 『의학용어 소사전 : 중국어편』, 한국보건복지인력개발원.

_____________________(2010), 『의료인을 위한 중국어 실전 연습책』, 한국보건복지인력개발원.

허은아(2007), 『눈치코치 직장매너』, 지식공작소.

2. 해외 문헌

徐振亚(2009), 《怎样与中国人打交道(上)》, 华语教学出版社.

于莹(2007), 《医患沟通手册》, 上海科学技术出版社.

周小兵(2007), 《医学汉语：实习篇1》, 北京大学出版社.

______(2009), 《医学汉语实习篇2》, 北京大学出版社.

查学安、赵金祥(2010), 《医院员工必读手册》, 广东人民出版社.

卢根娣, 席淑华, 马晓红(2009), 《护士服务礼仪规范》, 上海第二军医大学出版社.

王锦帆(2006), 《医患沟通学》, 人民卫生出版社.

位汶军, 秦军(2009), 《医学生礼仪与形体训练》, 山东人民出版社.

杨雪松等译(2009), 《医患沟通技巧》, 化学工业出版社.

朱婉儿(2009), 《医患沟通基础》, 浙江大学出版社.

지은이 소개

김남이(nami-0711@hanmail.net)

(현) 한림대학교 의료관광인재양성센터 객원교수
이화여자대학교 통역번역대학원 강사
한국문학번역원 한국도서 해외홍보 간행물『list』중문판 책임편집인

이화여자대학교 중어중문학과 졸업
이화여자대학교 통역번역대학원 한중과 석사
이화여자대학교 통역번역대학원 통번역학 박사 수료
저서『중국어권 의료 용어』,『중국어권 의료관광 서류의 번역과 작성』
역서『요리의 향연』,『이화한국어(중국어판)』,『중국인의 퀴주머니』(공역),
『중국 번역 사상사』(공역) 등

중국어권 의료관광 통번역 연습

초판 발행 2012년 1월 19일

지은이 김남이
펴낸이 고화숙
펴낸곳 도서출판 소화
등록 제13-412호
주소 서울시 영등포구 영등포동 7가 94-97
전화 02-2677-5890
팩스 02-2636-6393
홈페이지 www.sowha.com

ISBN 978-89-8410-422-8 93720

값 15,000원